21世纪科学前沿 21st CENTURY SCIENCE

耐药性 Drug Resistance

[英] 卡罗琳·格林 / 著 刘全国 / 译

华夏出版社
HUAXIA PUBLISHING HOUSE

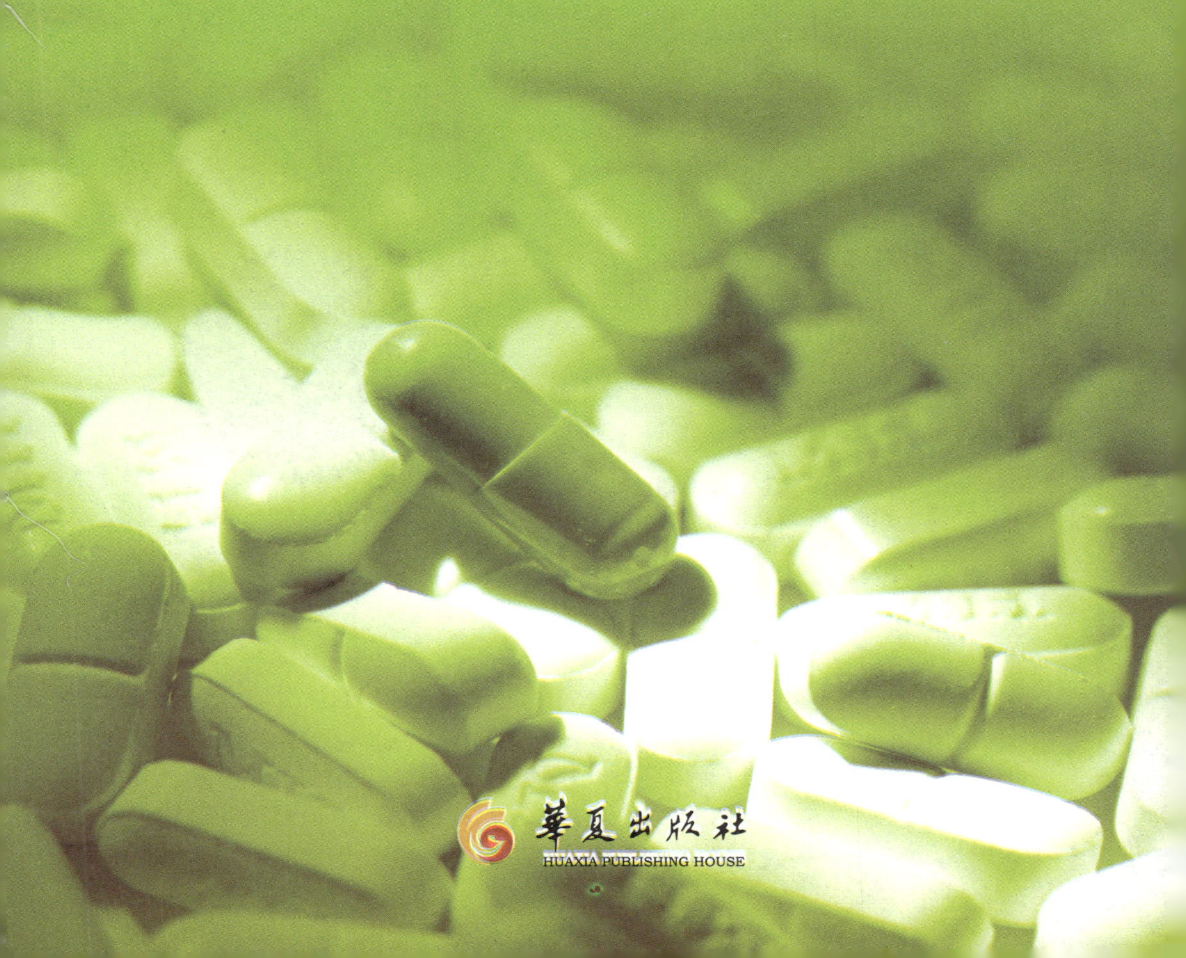

图书在版编目（CIP）数据

耐药性 /（英）卡罗琳·格林（Caroline Green）著；刘全国译. ——北京：华夏出版社，2017.1
（21世纪科学前沿）
书名原文：21st Century Science: Drug Resistance
ISBN 978-7-5080-8991-1

Ⅰ.①耐… Ⅱ.①卡… ②刘… Ⅲ.①抗药性—青少年读物 Ⅳ.①R969.4-49

中国版本图书馆CIP数据核字（2016）第252885号

21st Century Science: Drug Resistance
First published in 2011
under the title 21st Century Science: Drug Resistance by Tick Tock, an imprint of Octopus Publishing Group Ltd
Endeavour House, 189 Shaftesbury Avenue, London WC2H 8JY
Copyright © 2012 Octopus Publishing Group Ltd
All rights reserved.

版权所有，翻印必究。
北京市版权局著作权登记号：图字01-2012-8564号

耐药性

作　　者	[英]卡罗琳·格林	
译　　者	刘全国	
责任编辑	王占刚　许　婷	

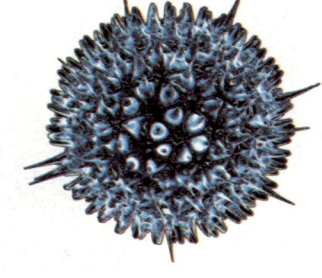

出版发行	华夏出版社
经　　销	新华书店
印　　刷	永清县晔盛亚胶印有限公司
装　　订	永清县晔盛亚胶印有限公司
版　　次	2017年1月北京第1版 2017年1月北京第1次印刷
开　　本	690×940　1/16开
印　　张	9
字　　数	70千字
定　　价	25.00元

华夏出版社　网址：www.hxph.com.cn　地址：北京市东直门外香河园北里4号　邮编：100028
若发现本版图书有印装质量问题，请与我社营销中心联系调换。电话：（010）64663331（转）

目录 Contents

引 言

为生存而战 /004

细菌卷土重来 /006

耐药性是怎么产生的 /006

复仇的"超级细菌" /008

危险地带 /011

第一章　显微镜下的世界

什么是微生物？ /018

和谐共存 /019

细菌和病毒 /021

生命不息，进化不止 /025

全球皆为战场 /027

第二章　抗生素的演变

黄金期 /032

抗生素的诞生 /034

抗生素的黄金时代 /039

"椰园之火" /039

走向大众 /040

新的希望 /042

预防大于治疗 /045

第三章　全新的战略

细菌的变异 /050

病毒变异 /051

滥用抗生素 /053

耐药性 /053

危险的医院 /058

打倒超级细菌 /059

第四章　来自环境的威胁

使用抗生素，提高产量 /066

环境上的关联 /070

危险的食物 / 071
消毒杀菌产品的疯狂销售 / 074
消毒杀菌产品的危害 / 076

第五章　与疾病作战

与肺结核作战 / 082
超级细菌 / 083
耐甲氧西林金黄色葡萄球菌 / 084
越来越近的威胁 / 088
旅行的细菌 / 089
HIV/艾滋病 / 094
疟疾 / 097

第六章　掌控全局

新的耐药性 / 106
我们的责任 / 108
采取行动 / 108
MRSA之战 / 114
采取行动 / 116

第七章　预防与治疗

全球行动 / 120
肺结核的检测 / 120
诊断和疫苗 / 122
耐药性与HIV/艾滋病 / 123
老办法，新措施 / 124
防治疟疾 / 128
微生物界犯罪分子名单 / 132
未来之路 / 136
创新才能生存 / 137

名词解释 / 138

引 言

"黑暗时代"

想想看,星期一的早晨,有个人被自家养的宠物猫抓破了手指。星期三,他的手指肿胀并开始流脓。星期五,这个人高烧不退,住进了医院。星期天,他离开了人世。

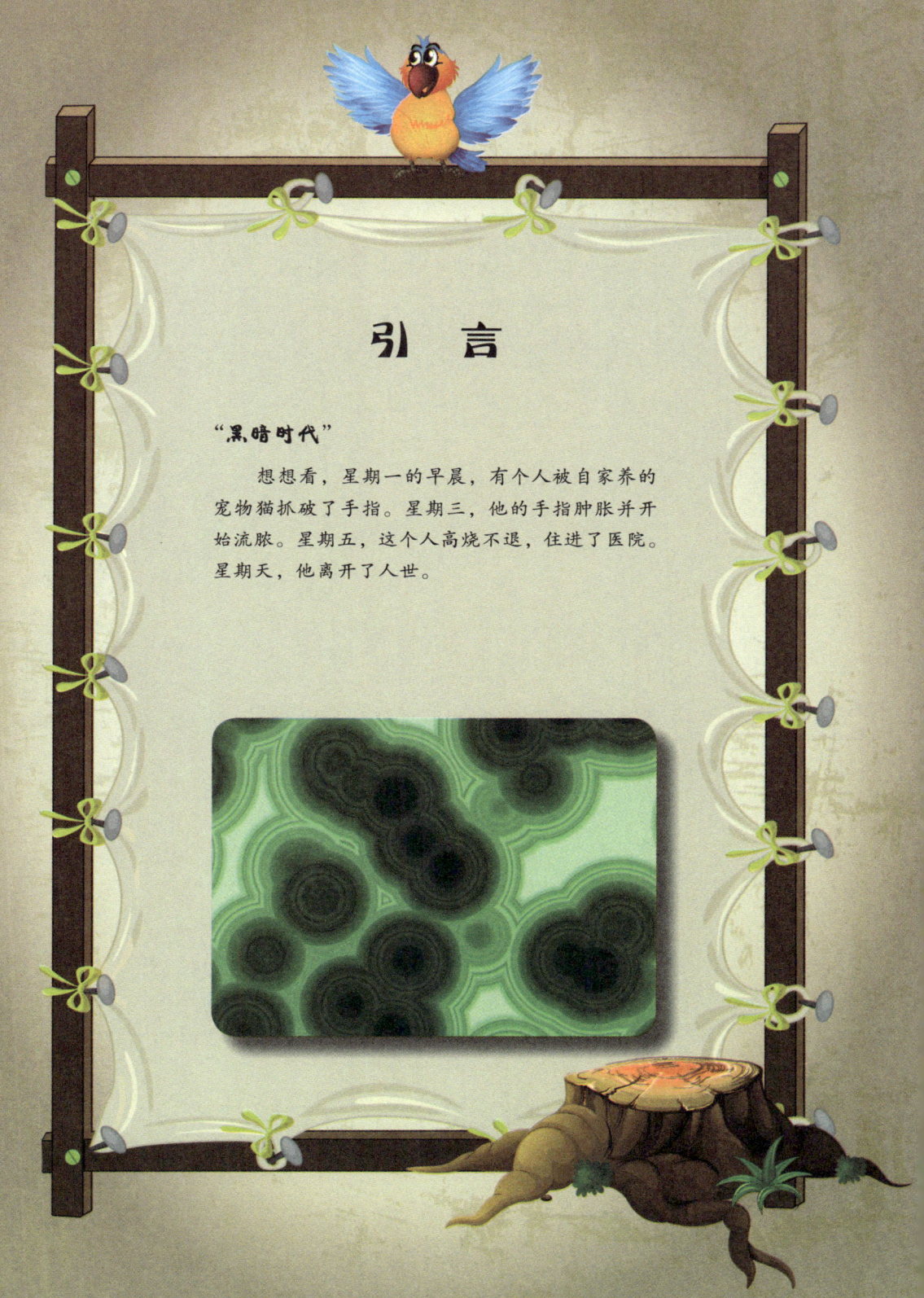

21 耐药性
21st CENTURY SCIENCE

▶ 在西方发达国家,先进的医学和治疗水平可以保证大部分青少年健康、快乐地成长。然而,在一些发展中国家,这项工作任重而道远,控制致命性疾病的工作仍然是重中之重。

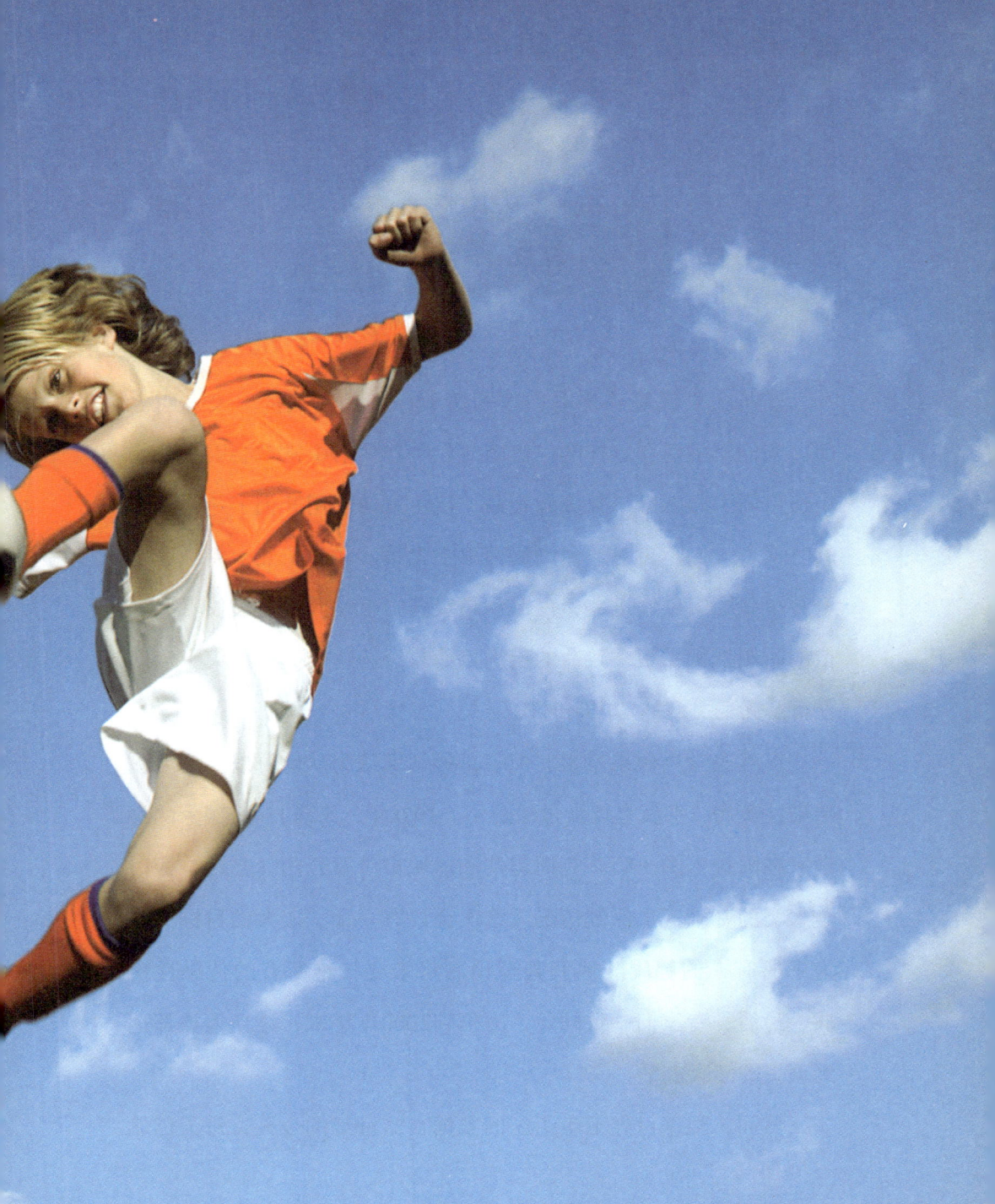

引 言 003

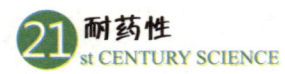

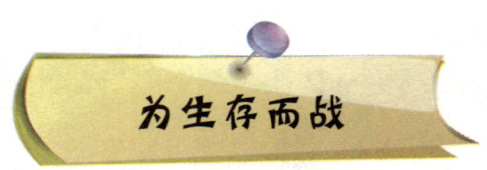

为生存而战

这听上去像是恐怖电影里的情节,可是,在抗生素发明之前,人们就生活在这样的"黑暗时代"。生活中常常会因为一些小伤口而引起感染,并因此丧命。抗生素的使用开创了一个全新的时代,人们不再对致命的病菌束手无策。又过了几十年,医学上有了新的突破性进展,疫苗和超级药物就是其中的佼佼者。疫苗的研制抵御了很多致命的疾病,而超级药物的诞生结束了疟疾横行、无药可医的"黑暗时代"。

纵然医学界硕果累累,但若是科学家认为从此可以彻底清除传染性疾病,那就有点太过乐观了。1978年,来自134个国家的科学家在阿拉木图(哈萨克斯坦共和国城市)召开国际会议,探讨全人类的基础卫生保健情况。这次会议有一个"宏大的目标":为了所有人的健康。他们甚至预测将来要杜绝所有的传染性疾病。最后,专家们一致同意,力争到2000年年末,让全人类都达到理想的健康水平。

然而,根据世界卫生组织的数据,21世纪的今天,每天仍然

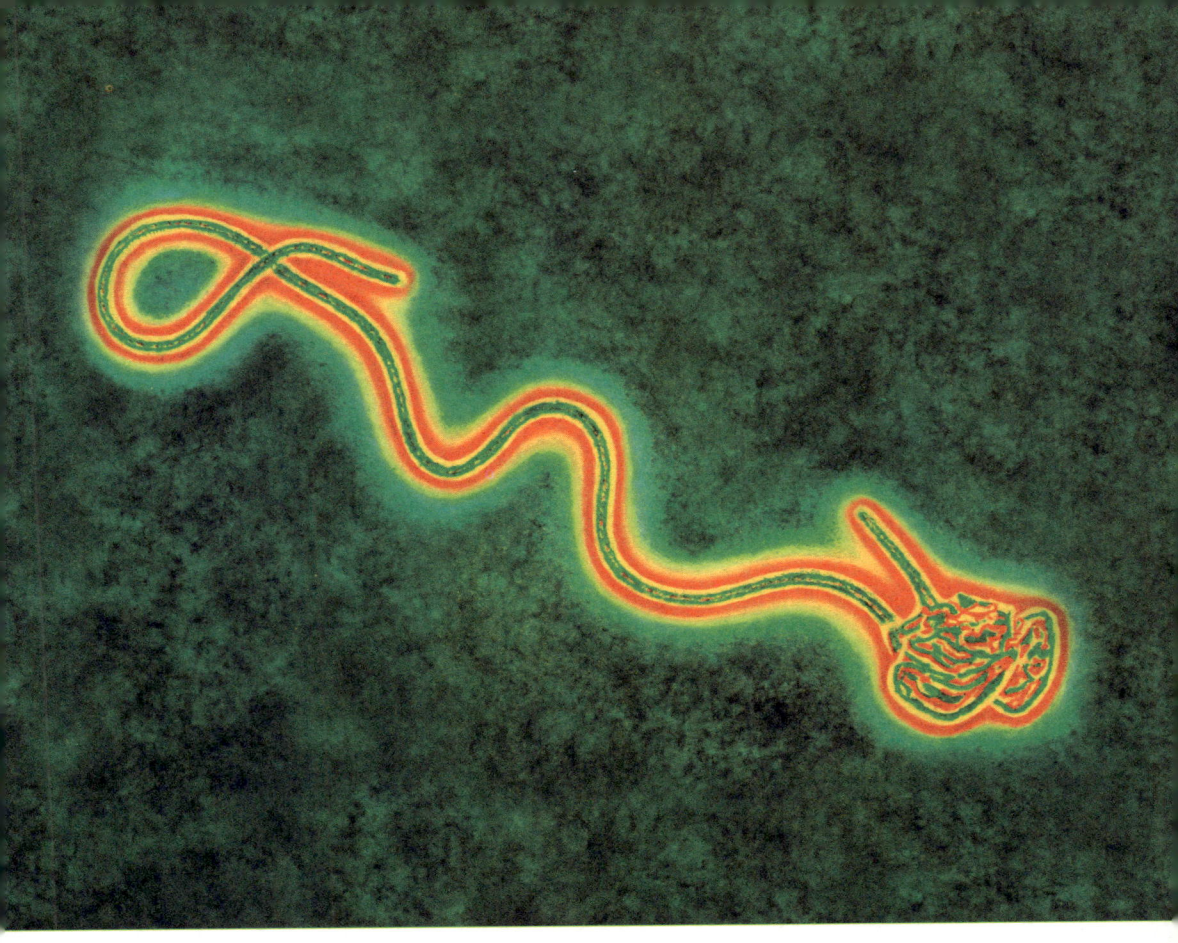

▲ 1976年以来，位于赤道的非洲地区常常爆发埃博拉病毒引起的疾病，这种病毒引起的埃博拉出血热常常是致命的。

有1700万人面临着传染性疾病的死亡威胁。他们中的90%被以下6种疾病夺去了生命：肺炎、肺结核、腹泻病、疟疾、麻疹、艾滋病。而这其中又有一半人死于最后一种——艾滋病，令人痛心的是，年轻人占大多数，其中有很多还只是儿童。耐药性也成了这些死亡事件的帮凶。

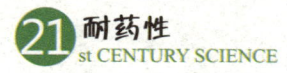

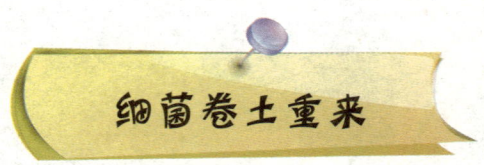

现代医学已经可以治愈很多20年前还被称为"不治之症"的疾病。医生已经拥有庞大而完备的药物体系来对抗导致我们生病的病原体。但是,病原体也会自卫反击,很多以前有效的药物现在已经不足以对付它们了。病原体就是导致我们生病的微生物,我们常常叫它们"病菌"或是"细菌",但正确的叫法应当是病原体。

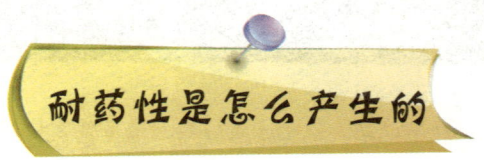

所有的生物都会适时地改变自己,寻求生存之路,这样才能适应它们周围不断变化的环境。病原体也不例外,每天,病原体都会进行上百万次的自我复制,每一次复制都会使病原体有细微的变化,这就叫做变异。有些病毒起初是有药可治的,可随着某一次变异,这些病毒有了一点点变化,以往的药物对它们不再起作用,这

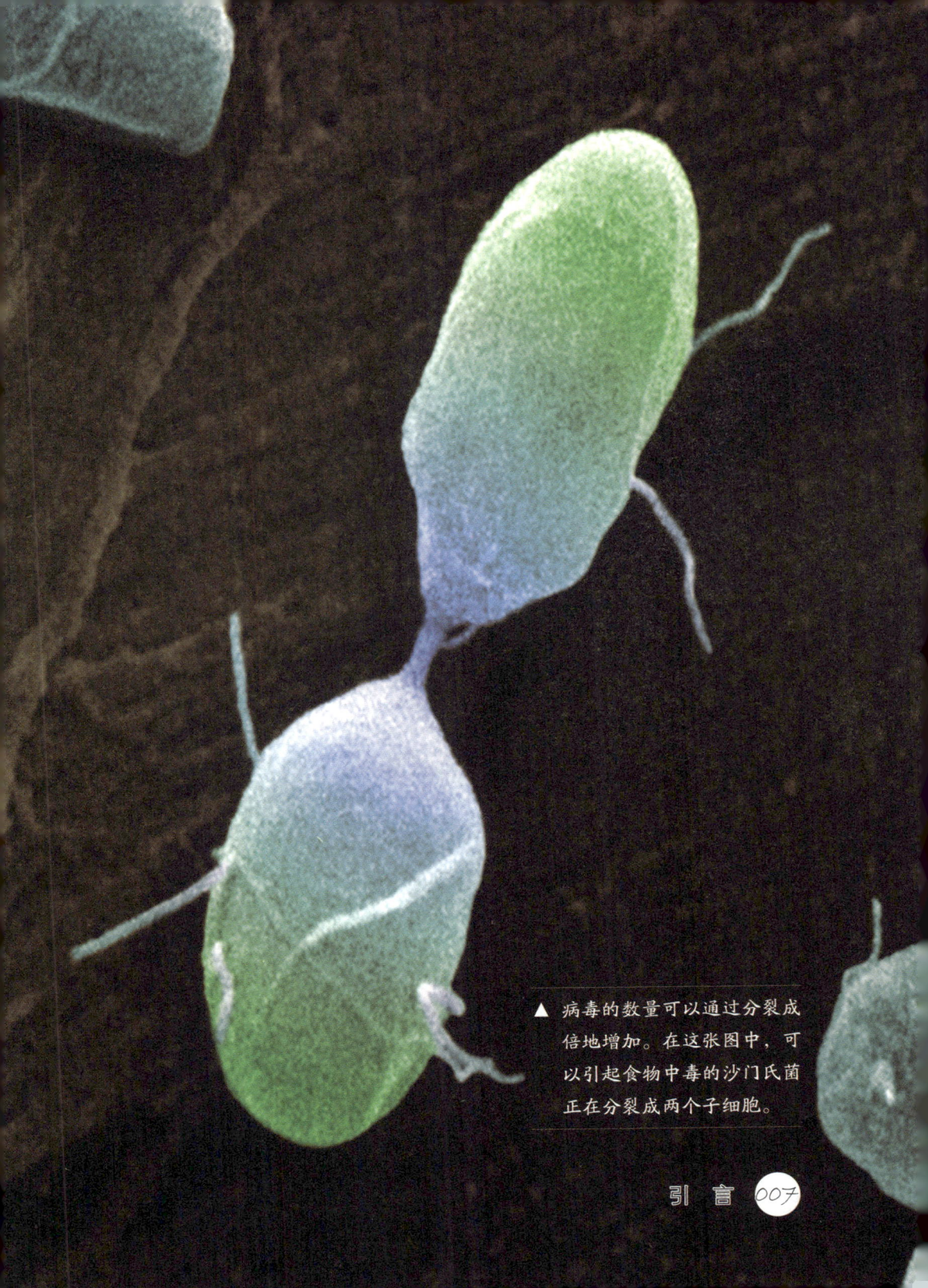

▲ 病毒的数量可以通过分裂成倍地增加。在这张图中,可以引起食物中毒的沙门氏菌正在分裂成两个子细胞。

些病毒也就具有了耐药性。复制次数越多，变异程度也就越大。

最终，这种变异会越来越多，超出药物的治疗范围。此时，药物就会败下阵来，再也不能杀死这些病原体了。更加令人担忧的是，病原体的耐药性不仅仅针对一种药物，而是常常会对所有的药物产生耐药性，这就是超级耐药性。

这种情况相当糟糕，不仅会出现新的、难以治愈的疾病，连那些曾经战败的病毒也会卷土重来。更有甚者，会有恐怖分子乘虚而入，比如，他们可能会利用变异后的天花制造生化武器，进行恐怖袭击。

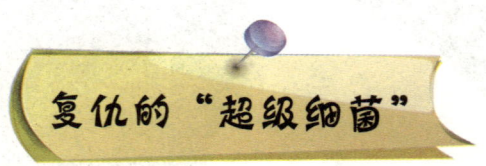

复仇的"超级细菌"

我们在新闻里常常会听到"超级细菌"的说法，"超级细菌"就是医学上称为"耐甲氧西林金黄色葡萄球菌"的微生物，英语简称为MRSA，它已成为医院感染的重要病原菌之一。可是，对人类的健康而言，耐甲氧西林金黄色葡萄球菌只是庞大入侵大军中的一员。

科学生涯

来自加拿大安大略省的瓦内萨·德科斯塔是麦克玛斯特大学的一名生物化学专业的在校博士生,他正在这里做自己的研究项目。

一日掠影……

麦克玛斯特大学的校医院内成立了麦克玛斯特健康研究中心,瓦内萨·德科斯塔的实验基地就在这里。目前,他正在研究土壤中的耐药性,并希望将这些研究用于临床实践,预测人体中的耐药性。他的研究表明：土壤中的细菌产生耐药性的过程与用于人体中的微生物产生耐药性的过程非常相似。

斯人斯语……

"我的工作常常令我兴奋不已。也许有一天，我们就可以提前预测临床耐药性。通过研究这些新的环境机制，我们不仅可以开发诊断技术，还可以研究出防止耐药性的方法。总之，我们可以领先一步，防患于未然。"

危险地带

多年的医学研究攻克了许多医学难关。可是现在，以往那些有药可治的疾病如今有了卷土重来的趋势，肺结核就是其中之一。肺结核曾猖獗了数千年，直到1943年链霉素诞生。这种抗生素效果极好，在它的帮助下，成功遏制肺结核的药物问世了。而如今，引起肺结核的细菌发生了变异，对这种药物产生了耐药性。

肺结核细菌的变异威胁着世界各地数百万人的生命。这使得艾滋病患者的处境更加危险，因为艾滋病削弱了患者的免疫力，增加了他们患上肺结核的风险。此外，虽然已经研制出治疗艾滋病的抗逆转录病毒疗法，可是HIV（艾滋病病毒）也开始显现出耐药性。对艾滋病患者来说，这无异于雪上加霜。

疟疾是另一个来势汹汹的健康杀手。在人类与它的抗争中，我们并不占优势，疟疾是历史上吞噬生命的头号杀手。科学家起初认为唯一的解决途径是消灭疟疾的传播者——蚊子，但最终却被证明无济于事。

所以，医生的确应该努力寻找治疗肺结核的药物。曾经有一

21 耐药性
st CENTURY SCIENCE

种药物似乎有效,但是在20世纪60年代,医生发现泰国某地的疟疾病毒对它产生了耐药性。以后10年里,整个亚洲、非洲和南美洲的疟疾病毒都产生了耐药性。甚至最新研制出的药物也对变异后的疟疾病毒无计可施,就连青蒿素也一样,15年前,它可还是治疗疟疾的灵丹妙药。

现在,耐药性不仅威胁着人类的健康,还在挑战人类作为万物之灵的地位。看来,我们不比与我们生活在一起的小小细菌高明多少。

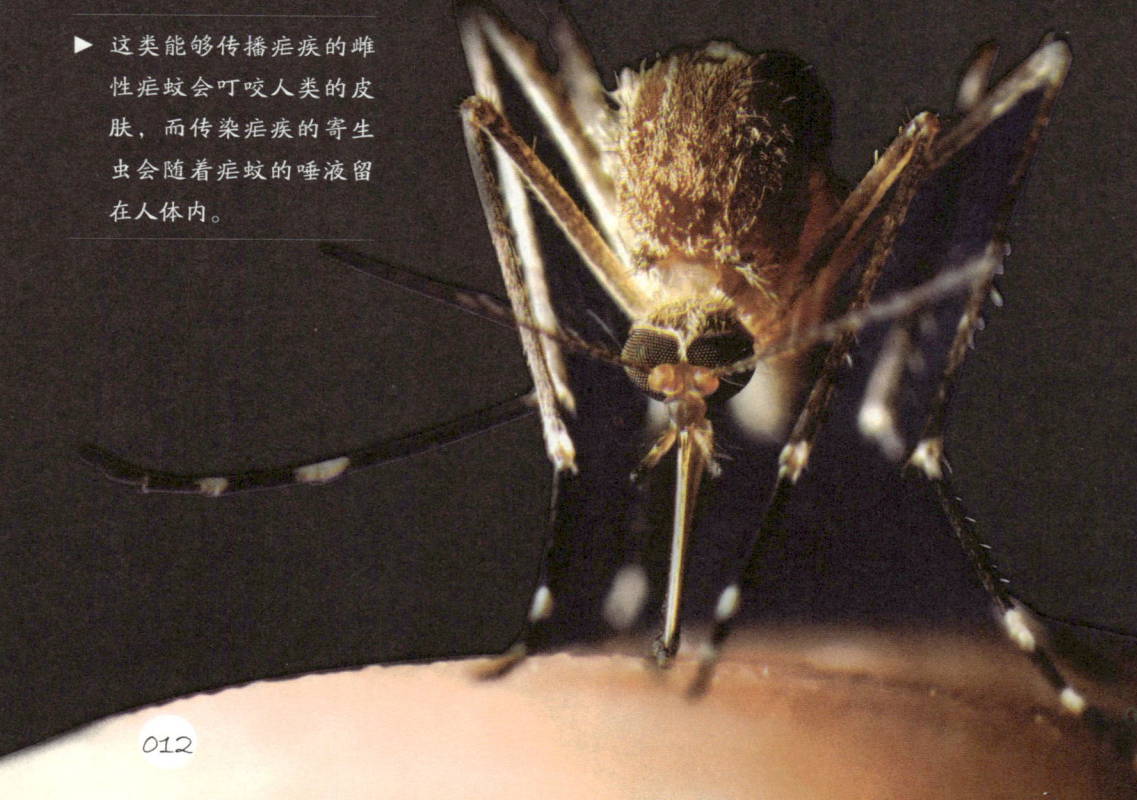

▶ 这类能够传播疟疾的雌性疟蚊会叮咬人类的皮肤,而传染疟疾的寄生虫会随着疟蚊的唾液留在人体内。

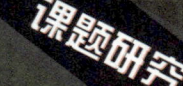

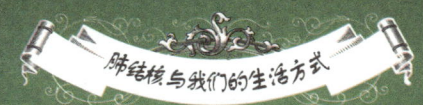

研究内容： 肺结核与贫困常常相生相伴，这到底是为什么呢？科学家将肺结核病人和生活在英国利物浦市的健康人群的生活方式进行对比研究，希望找出答案。

研究团队： 调查团队的组织者是彼得·戴维斯，他是利物浦市心胸外科中心肺结核研究处的主管，同时在肺结核警戒中心任职。肺结核警戒中心是一家慈善机构，为全世界的肺结核防治项目提供支持，并致力于提高人们对疾病的防范意识。

研究过程：研究人员进入调查对象的家中，实地观察他们的衣、食、住、行，并收集数据进行研究。

研究结论：对数据的研究分析表明，饮食中常包含新鲜水果、蔬菜和奶制品的人群对肺结核会有免疫力；如果去印度或是非洲南部会极大地增加感染的风险；抽烟会增加肺结核患者死亡的危险系数，比起不抽烟的患者，他们更容易死于这种疾病。

第一章　显微镜下的世界

微生物的王国

　　HIV 属于一组称之为逆转录酶病毒的病毒。它们的遗传物质是由 RNA 组成，而不是 DNA。像其他所有的病毒一样，HIV 会在细胞内部进行自我复制，但是它们这样做需要使用一种叫逆转录酶的酶。HIV 自我复制的能力可以转而对抗用于治疗 HIV 的药物。

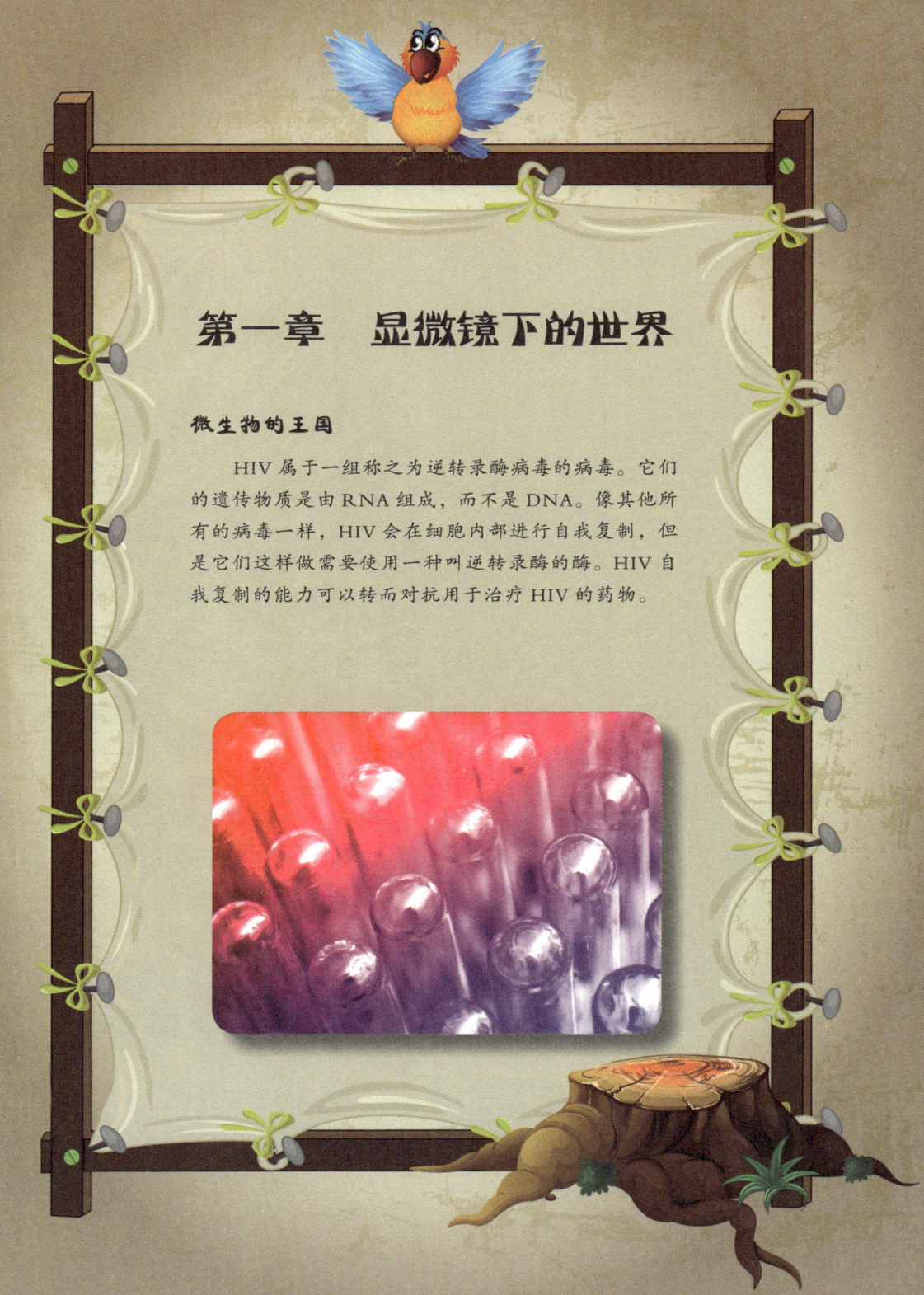

21 耐药性
st CENTURY SCIENCE

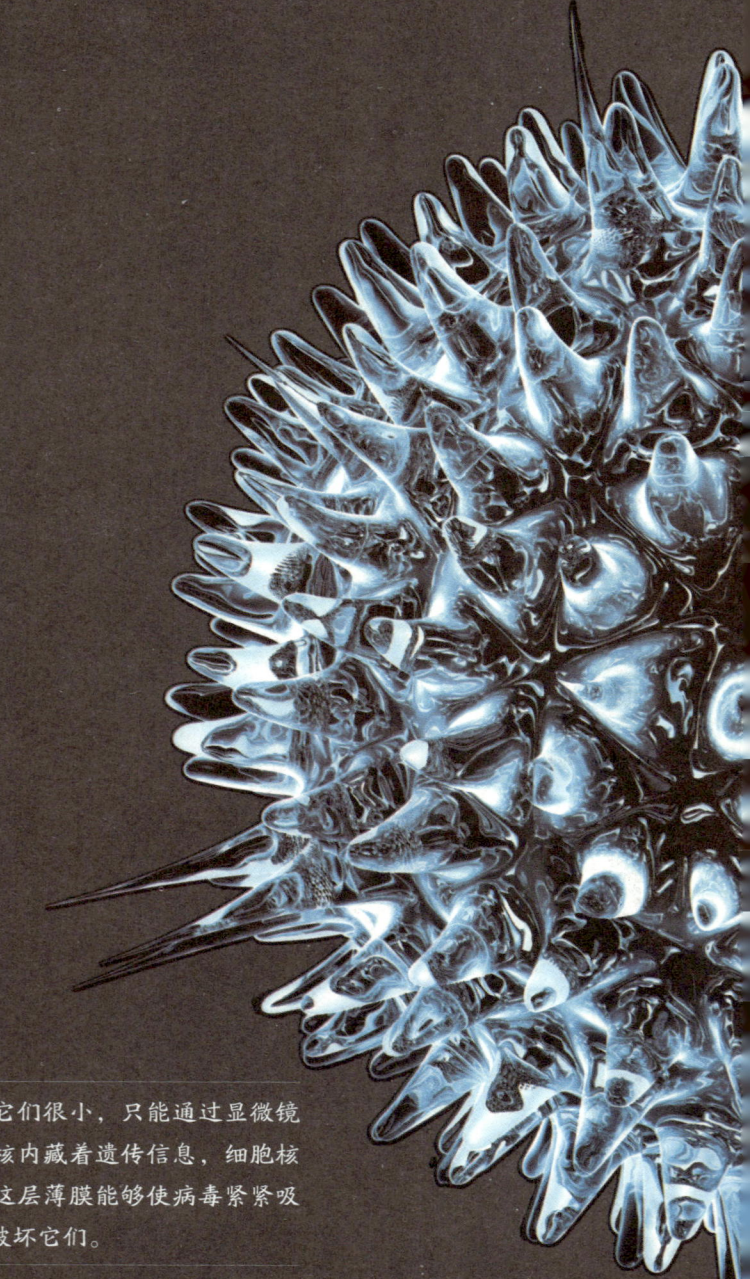

▲ 病毒属于一种微生物，它们很小，只能通过显微镜观察它们。病毒的细胞核内藏着遗传信息，细胞核外包裹着蛋白质薄膜。这层薄膜能够使病毒紧紧吸附在别的细胞上，进而破坏它们。

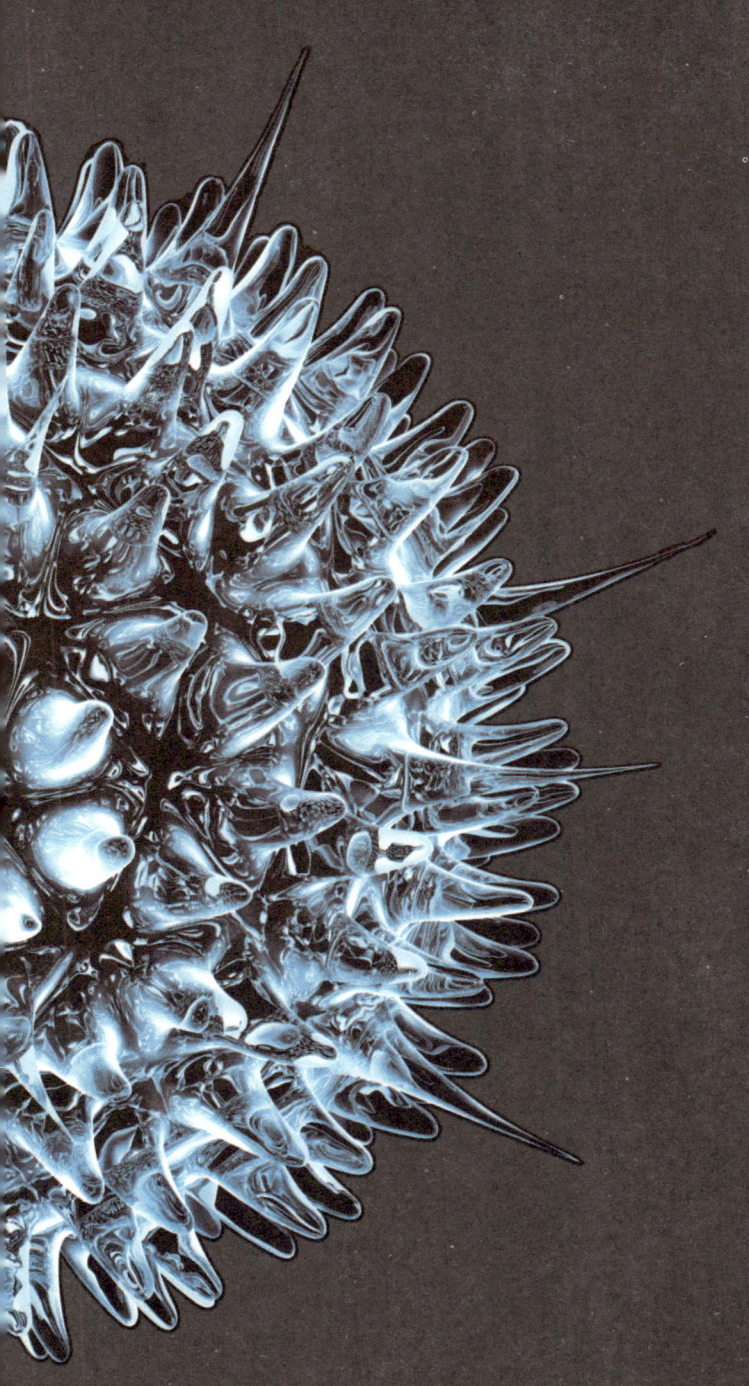

第一章 显微镜下的世界 017

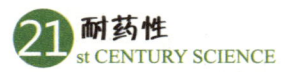

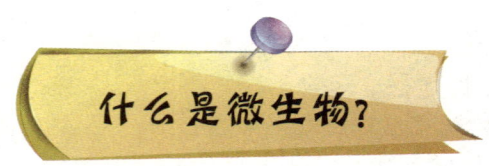

　　微生物是极小的生物体，我们只能借助显微镜才能看清它们的形态和结构。微生物无处不在，我们身体里，周围环境里，我们看得见的、看不见的任何一样事物上都有它们的领地，所有的动物、植物体内和体表上也都有它们建立的王国。

　　据说，早在35亿年前，地球上就出现了微生物，这比人类出现的时间要早得多。微生物有四大家族：细菌、病毒、真菌和原生动物。细菌是一种单细胞生物，它们非常小，1000个细菌连起来也只有铅笔上的小橡皮头那么长。

　　病毒就更小了。实际上它们并没有生命，因为它们必须依靠一个"宿主"才能生存。病毒由蛋白质薄膜和里面包裹着的遗传物质组成，它们可以侵入并吸附在健康的细胞上，并常常引发疾病。病毒还可以把疾病传染给细菌。

　　真菌算是一种植物，可又和其他植物不同，它需要腐化并吸收周围的物质来获取食物。真菌分单细胞和多细胞两种。其实我们身边就有几种最常见的真菌——蘑菇、酵母以及食物长时间放置后出现的霉点。别被它们平凡的表象骗了，有一半的真菌都是对人体有害的。不过，也有部分真菌对我们有帮助，可以用来作为食物，还可以制成药物。

原生动物也是单细胞生物，可以成为其他病毒的"宿主"，从而引发疾病。疟疾就是由疟原虫这种单细胞原虫寄生在人体血液内所引起的传染病。

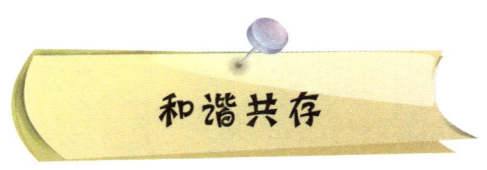

和谐共存

微生物和我们共同生活在地球上，其中大部分能与我们和谐共存，有些还积极地为我们提供有益的帮助。可还是有1%的微生物扮演者破坏者的角色，对我们的生存构成威胁。

现在，你的身体里和体表上就存活着100万亿个细菌。要知道，你身体里的微生物细胞比体细胞还要多，仅仅在内脏里就居住着1公斤的细菌。别小看这点重量，总重为1公斤的细菌数量可比任何时候居住在地球上的人类的数量都要多。它们大部分都是你友好的同盟军，也就是说，它们一直在同有害的微生物作战，

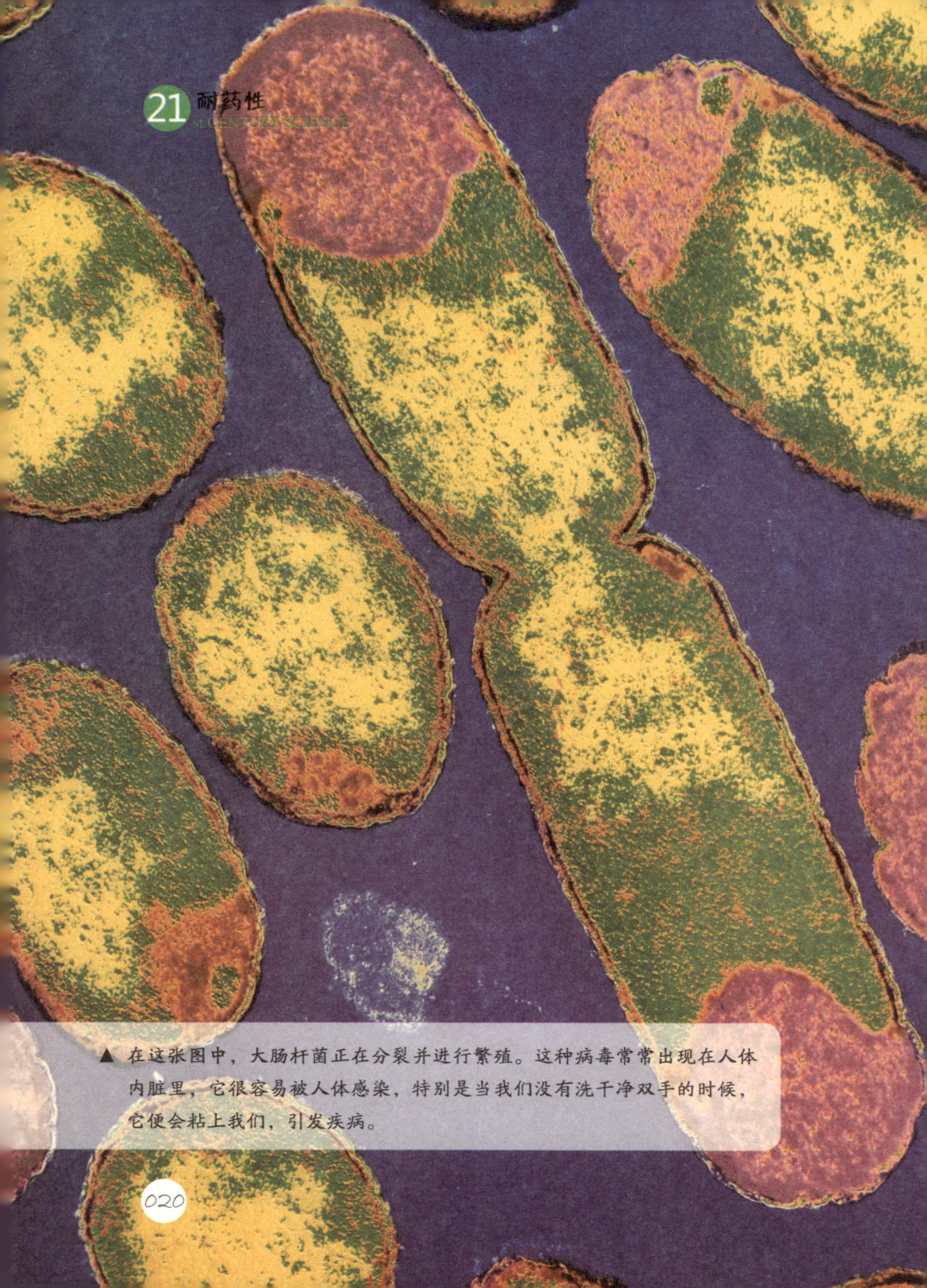

▲ 在这张图中,大肠杆菌正在分裂并进行繁殖。这种病毒常常出现在人体内脏里,它很容易被人体感染,特别是当我们没有洗干净双手的时候,它便会粘上我们,引发疾病。

保护你的健康。比如，住在你胃里的那些细菌就起着至关重要的作用，它们要分解食物，帮助你消化食物，这样你才能获取营养，保持健康。这类细菌就是我们的"共生体"。

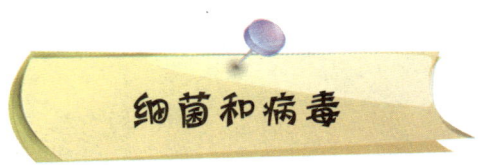
细菌和病毒

对人体有害的细菌数量非常少，我们称它们为"病原菌"。通过呼吸，直接接触，或是吃了没有做熟、没有洗净的食物都会被它们传染。某些细菌平常就住在我们身体里，可一旦从体外摄取这些细菌，同样会引发健康问题。

细菌会在人体的各个部分引发各种各样的疾病。肺炎链球菌主攻肺部，但它们也会偷袭耳部，引起感染。有些细菌只在人类中传播，对植物和动物不起作用，而有些却恰恰相反。

病毒比细菌更难对付，因为它们从不单独作战。它们会劫持健康的细胞，靠它们生存。比如说鼻病毒，它可是在你身体里借住过几百次了，想想从小到大你患过多少次感冒吧。

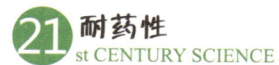 耐药性
st CENTURY SCIENCE

▼ 鼻病毒的种类很多,这就是为什么你有时感冒刚好,却又开始打喷嚏的原因。

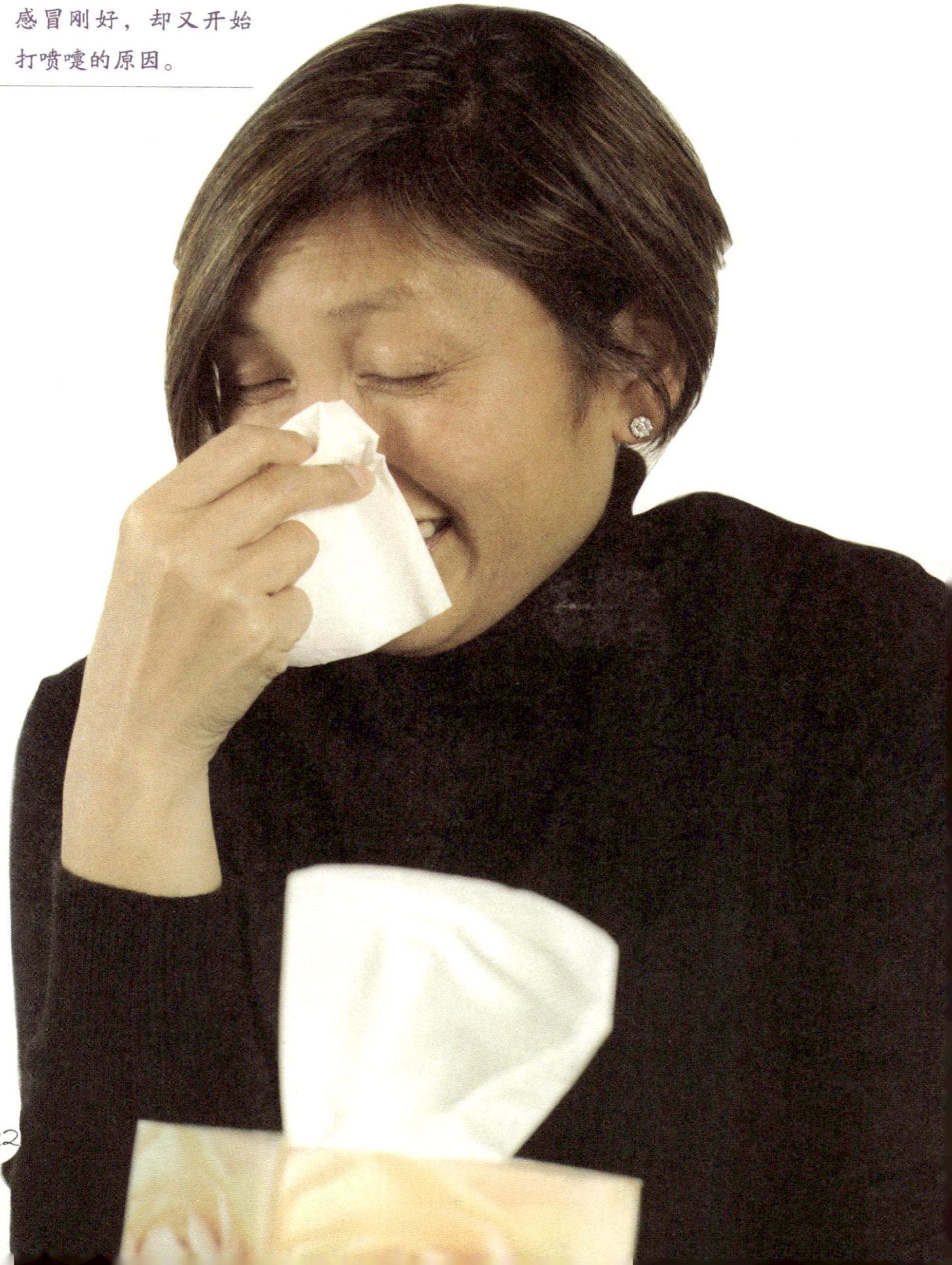

科学生涯

理查德·詹姆斯是微生物学的教授，他也是美国诺丁汉大学健康保健与疾病传染中心的主任。在米希尔医学院攻读微生物学博士的时候，他主要研究的课题是大肠杆菌。现在，他致力于研制能够有效对抗超级病菌——如耐甲氧西林金黄色葡萄球菌——的抗生素，并开发能够识别它们的快速诊断技术。

一日掠影……

詹姆斯教授同时主持着其他的实验室研究项目，包括培养有益的细菌、发展克隆技术、研究基因序列，并希望通过实验发挥

耐药性

抗生素遏制细菌的潜能。目前，诺丁汉大学配备了全套的基因组测序设备。如果有病人患了严重感染，通过这套设备就可以将致病菌隔离出来，并确定它的基因组序列，从而帮助研究人员了解致病菌究竟是怎样引发感染的。要最终达到快速识别患者体内的致病菌并研发新型抗生素的研究目的，这算是迈出了第一步。

斯人斯语……

"我非常乐于和大家讨论我们实验室里的研究成果。和英国广播公司这样的媒体一起做现场节目，真是一段既有趣又令人紧张的经历。"

生命不息，进化不止

耐药性是一个渐进的演变过程。所有生物都会努力适应周围的环境，人类表现得尤为突出。随着时间的推移，我们会进化出某些基因特质来保护自己，抵制疾病。比如，在疟疾常年横行的地区，当地居民的身体里几乎都有抗体抵御某种疟疾病毒。但是人体的这种进化过程相当缓慢，需要经过几代人的演变才能实现。人体进化后的基因需要遗传给后代，后代还要继续向下遗传，两次遗传的间隔时间平均需要25年左右。

在微生物界，这种遗传极为迅速。一个微生物细胞只需要15分钟就可以一分为二，再过15分钟又会分成4个。要不是受到周围环境的限制，如食物不足或是微生物之间的生存竞争，恐怕这些微生物早就顷刻间占领地球了。

所有的微生物都有能力对专治它们的药物产生耐药性，这个反抗的过程叫做"选择压力"。在这个过程中，微生物会通过分享或者获取新的遗传物质完成自身的基因变异。

21 耐药性
st CENTURY SCIENCE

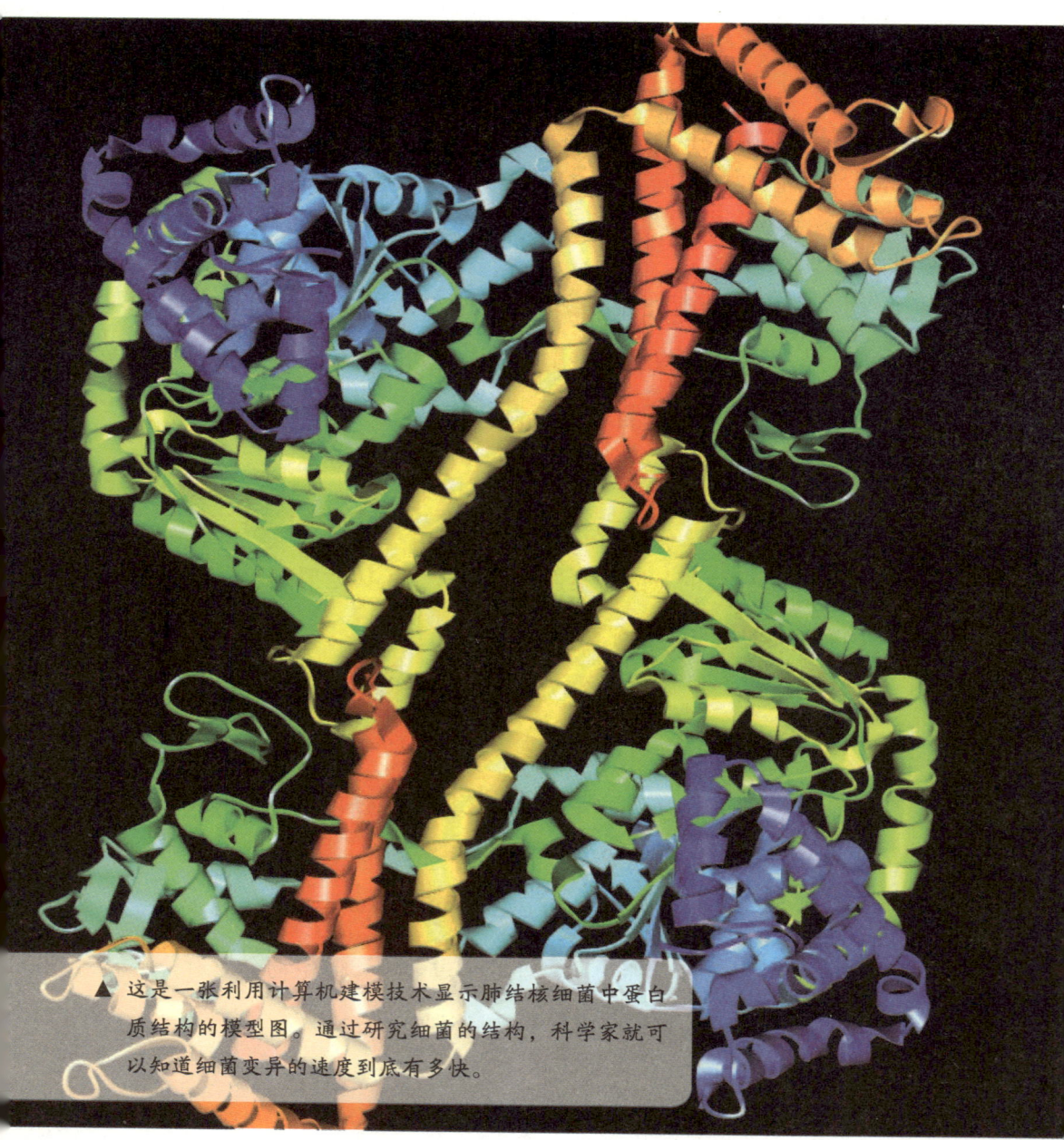

▲ 这是一张利用计算机建模技术显示肺结核细菌中蛋白质结构的模型图。通过研究细菌的结构,科学家就可以知道细菌变异的速度到底有多快。

全球皆为战场

细菌不需要搭乘飞机进行艰苦的长途跋涉就能遍布世界各地。不过现在交通这么发达，它们搭顺风车会跑得更快。可是现在看来，速度还不是最令人担忧的。科学家研究发现，近几年来，微生物不仅通过自己家族的遗传基因发生变异，甚至跨界从别的微生物家族里分享遗传基因，完成变异。一些科学家说，全世界好像成了一个基因库。病原体随时都可以获得新的遗传特质来适应环境，从而生存下去。这就意味着，不管研制出什么样的药物，病原体总能找到办法产生耐药性。

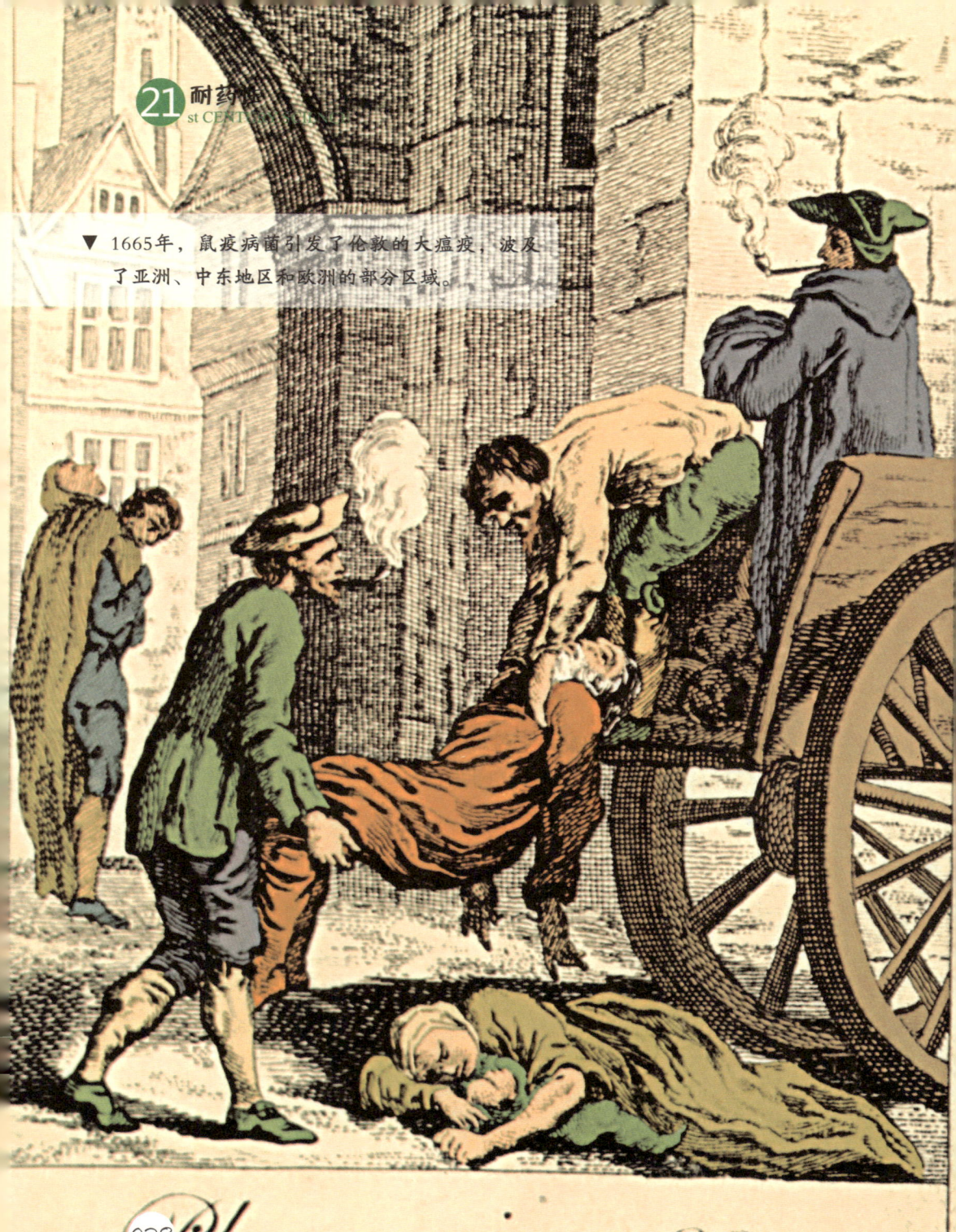

▼ 1665年，鼠疫病菌引发了伦敦的大瘟疫，波及了亚洲、中东地区和欧洲的部分区域。

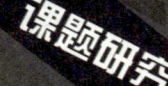

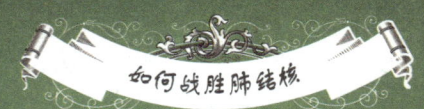

如何战胜肺结核

研究内容：一组专家挑选了一种引发肺结核的分枝杆菌，对它们的组织结构进行分析。之所以选择这种细菌，是因为这种细菌的耐药性在逐渐增强。

研究团队：此次研究的组织者是英国萨里大学的生物医学与分子科学专业的约翰尼尔·麦克法登教授。这个研究团队与其他研究单位有着密切的合作，英国生物技术与生物科学研究理事会和英国健康保护局都是他们的合作机构。

研究过程：麦克法登教授和他的团队利用计算机建模技术，分析出潜伏期的疾病通过什么方式发病。虽然患者的肺结核处于潜伏期，但这种病毒常常会引发病症，甚至到病情已经显现、症状明显时，人体内仍然存在潜伏的病菌。

研究结论：实验室里进行的细菌培养项目耗时太长，而且科学家也不能直接用人体做实验。计算机建模技术可以建构细菌的组织结构图，还能帮助科学家研发有效治疗肺结核的药物。

第二章 抗生素的演变

抗生素的发展

抗生素的出现是医学界史无前例的重大研究成果,对全人类的医疗保健带来了革命性的变革。但是,抗生素同样引发了严重的问题,这一点连科学家都始料未及。

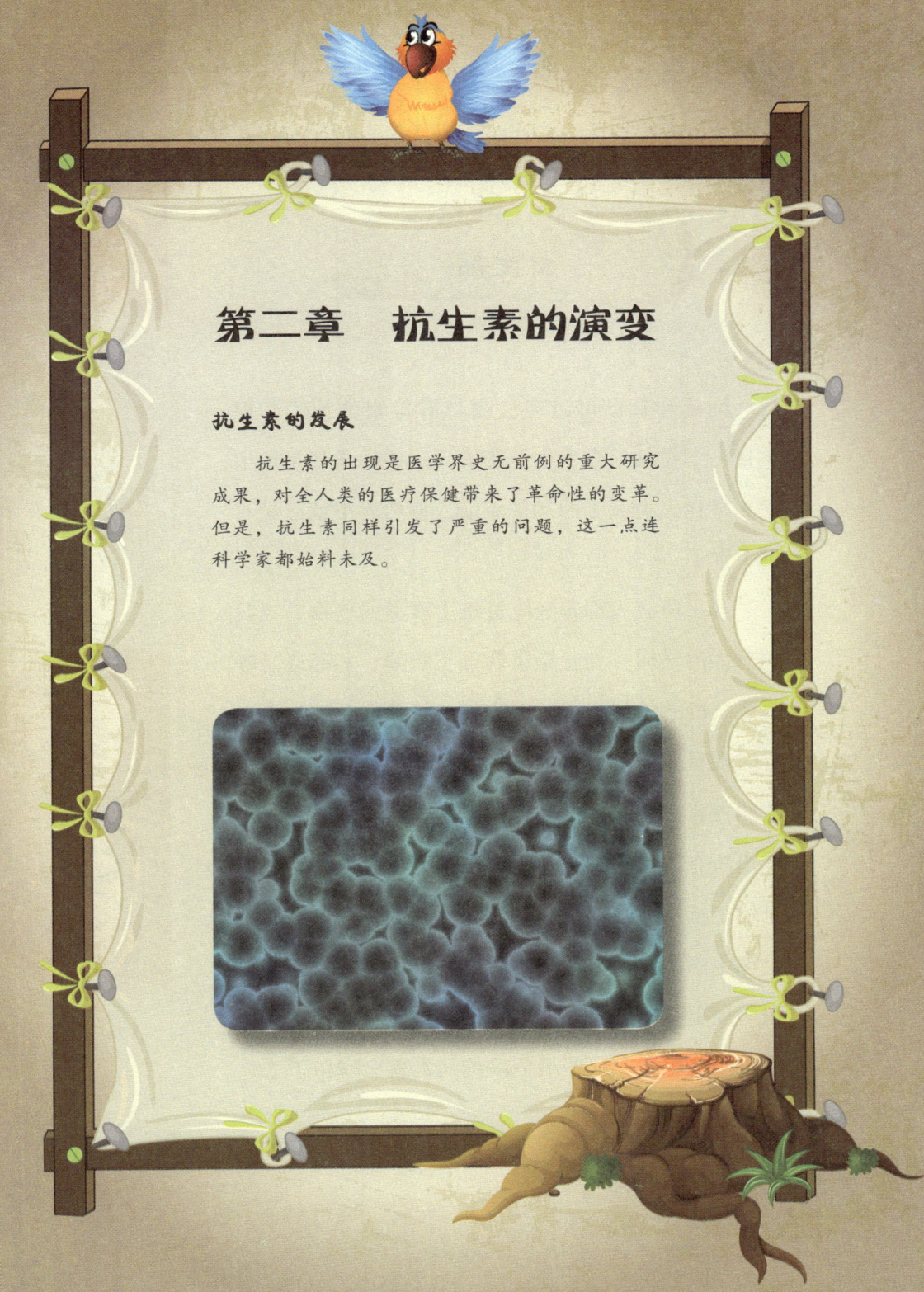

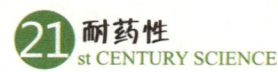

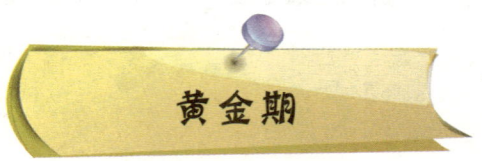

黄金期

细菌和真菌可以释放出带有毒素的物质,保护自己不受其他微生物的袭击,这些物质就是抗生素。早在人类诞生的30亿年前,自然界中就已经有抗生素了。

几乎所有人都曾经吃过抗生素类的药物。当我们身体的任何一处感染了病毒(咽部、耳部或是呼吸系统的感染居多),医生就会给我们开抗生素。有时在畜牧业上也会用抗生素来保护动物免受微生物的侵害。服用一次抗生素类的药物不可能杀死身体里所有的有害细菌,因为抗生素总是先消灭我们身体里抵抗力最弱的那些病毒,其中一些可能并不是你生病的罪魁祸首。然后,它们才集中力量消灭耐药性更强的细菌。如果你没有按规定的疗程和用量服用抗生素,那些最危险的病毒就会残留下来,还会产生更强的耐药性。

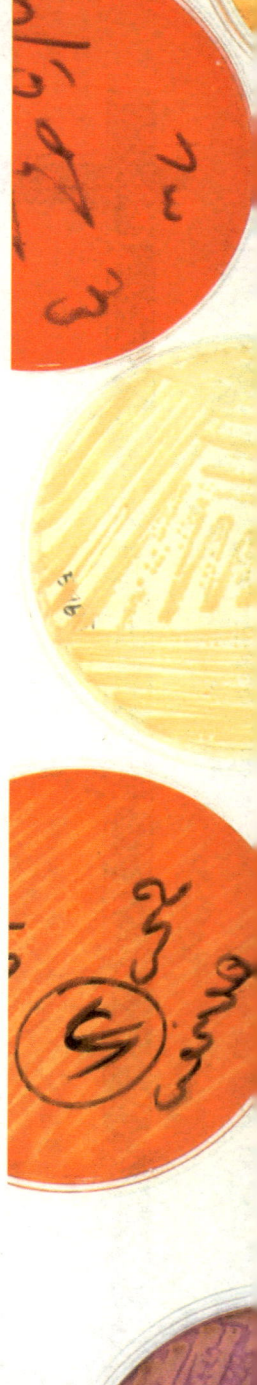

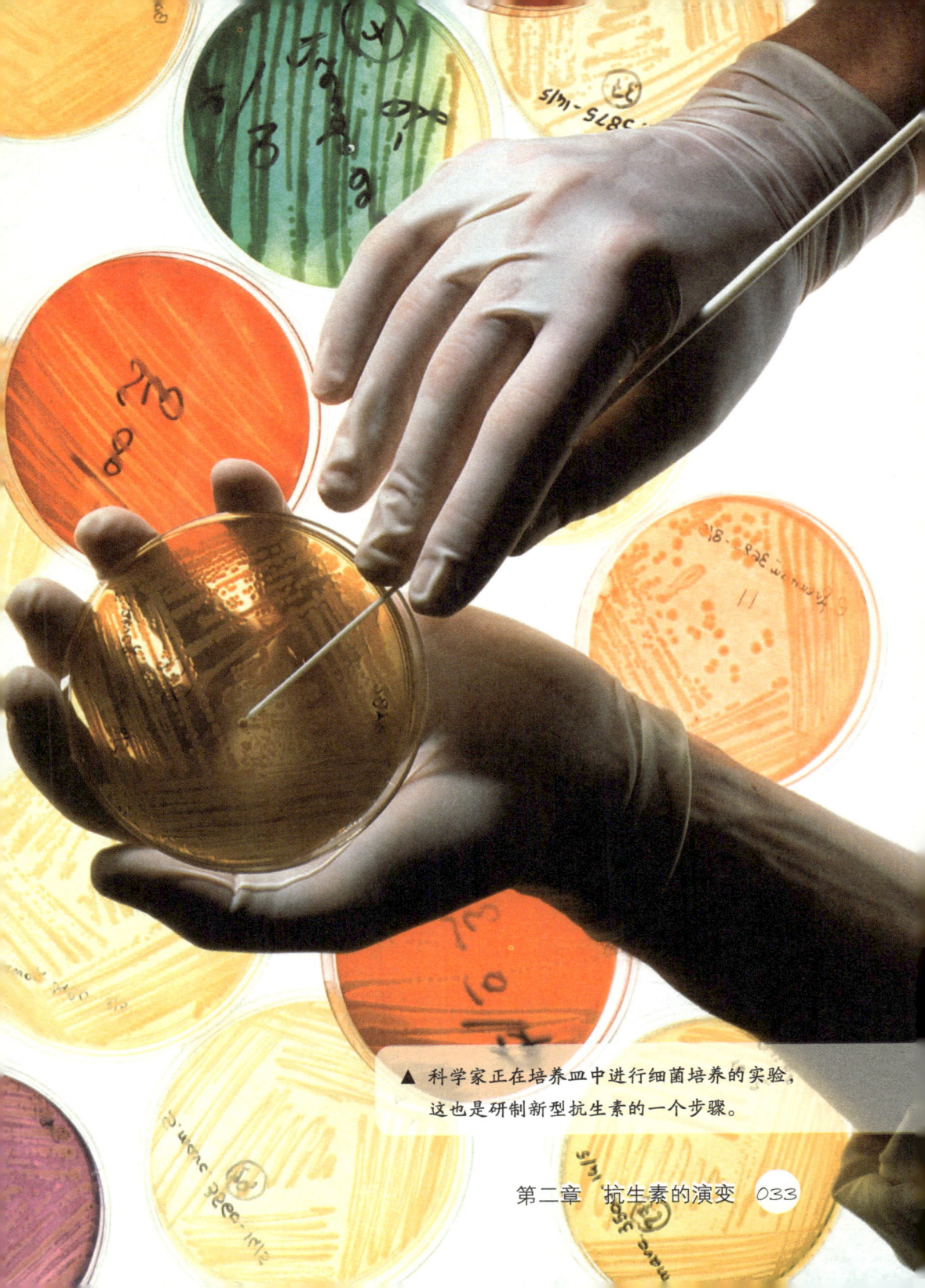

▲ 科学家正在培养皿中进行细菌培养的实验,这也是研制新型抗生素的一个步骤。

第二章 抗生素的演变

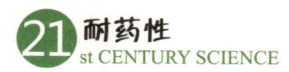

现在市面上有150多种抗生素类的药物。很多国家规定抗生素为处方药,但是也有很多地方在普通药店、网上都能买到抗生素类的药物。这就说明很多人并没有在医生的指导下正确地服用抗生素。

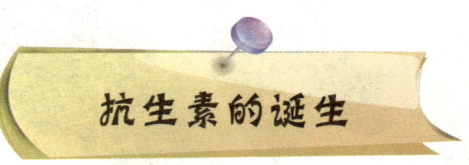

荷兰籍商人列文虎克(1632—1723)在一台自制显微镜下看到了微生物,这是人类第一次观察到细菌。但直到19世纪中期,科学家才认识到列文虎克当年看到的微生物与治疗疾病息息相关。人们开始感到疑惑:难道微生物既能"致病"又能"治病"?1877年,法国微生物学家、化学家路易斯·巴斯德发现在动物体内注射土壤细菌能够治愈它们患的炭疽病——一种致命的感染性疾病,这对于微生物的研究是一个突破性的进展。随后的几十年里,新的研究成果不断涌现,但是人们还是无法从这些微生物中提取出能够安全使用于人体的药物。

1928年,英国科学家亚历山大·弗莱明(1881—1955)一次偶然的发现改变了药物发展的历史。周末过后,亚历山大·弗莱

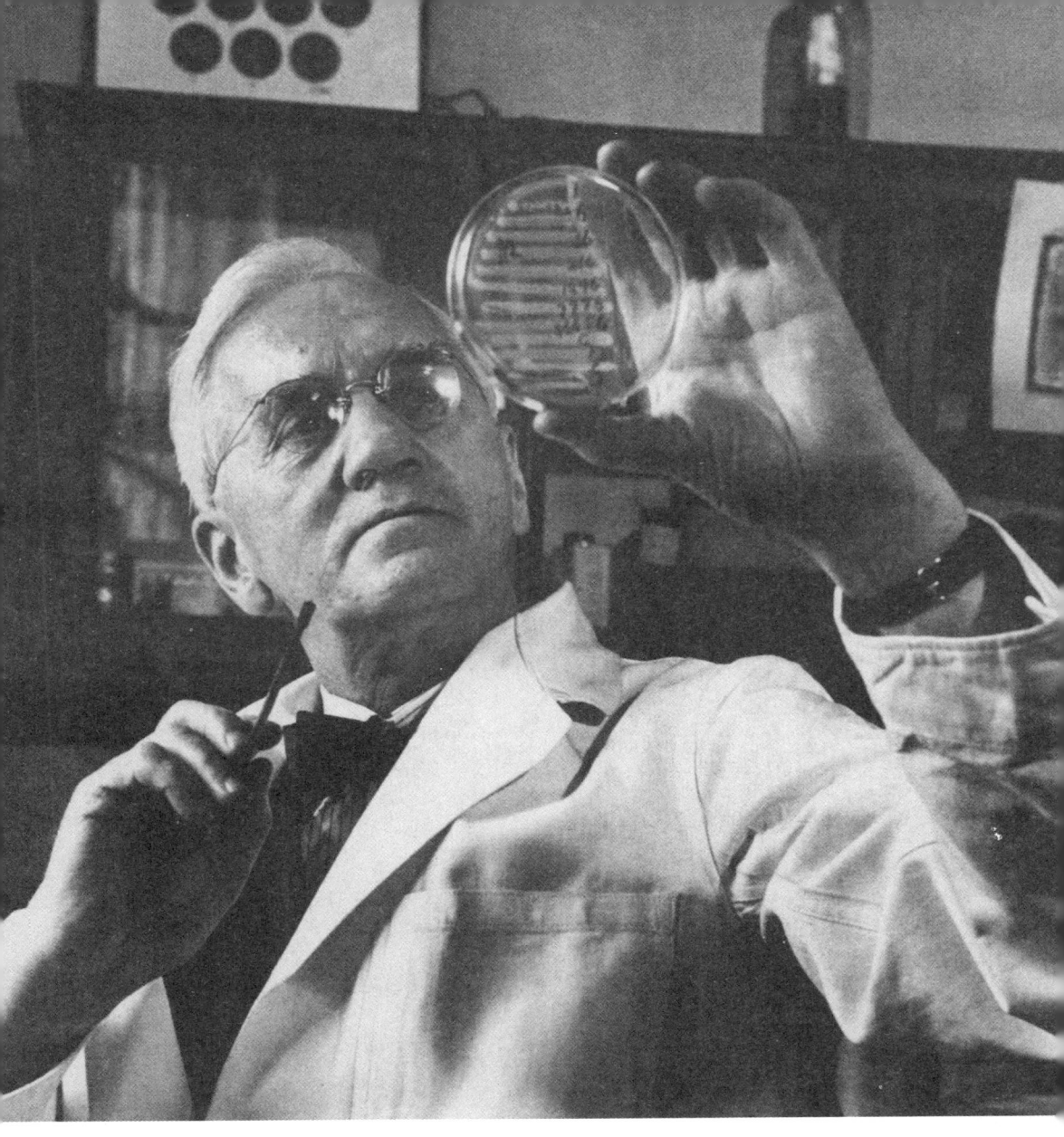

▲ 亚历山大·弗莱明供职于圣玛利亚医院,他既是生物学家又是药理学家。他与佛罗理、钱恩在研制盘尼西林上作出了重大贡献,1945年,他们三个人共同被授予了诺贝尔医学奖。

明回到实验室,却发现培养皿里的葡萄球菌上附了一层青霉菌。使他感到惊讶的是,青霉菌的近旁,葡萄球菌忽然不见了。弗莱明意识到培养皿中一定有真菌产生出了某种物质,杀死了葡萄球菌。后来,这些物质被命名为"盘尼西林"(青霉素)。

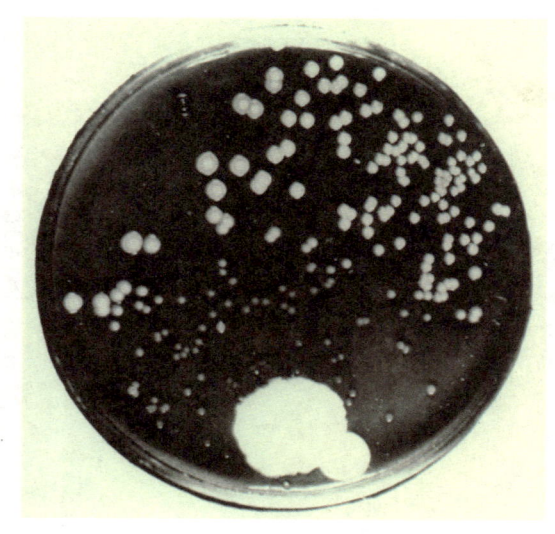

▲ 这就是1928年亚历山大·弗莱明在伦敦圣马利亚医院培养出的点青霉。

遗憾的是,弗莱明无法提取出盘尼西林,更不能把它们用到实际的治疗当中。1941年,科学家霍华德·佛罗理和欧内斯特·钱恩将盘尼西林用于临床治疗,并成功地暂时挽救了一位生命垂危的警察的生命。他们给这位警察注射了盘尼西林,他的病情居然奇迹般地有了明显的好转。可是几天后,佛罗理培养的盘尼西林用完了,再也没有药物能够遏制感染,那位警察最终还是去世了。

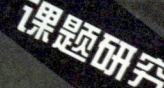

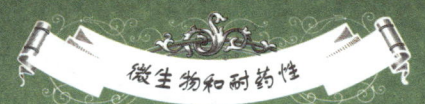

研究内容： 一支研究团队正在研究各种微生物的耐药性模式，如细菌、病毒、真菌和寄生虫，其中也包括传播疟疾的疟蚊。他们正在分析微生物出现的新的耐药性，并对研究对象进行跟踪性研究，随时观察它们耐药性增强和减弱的情况。

研究团队： 健康保健与疾病感染部门的贝丽特·米勒普伯蒂教授组织了此次研究。此外，英国健康保护局下设的细菌耐药性研究中心及其他相关部门，以及多家医院、实验室和其他科研机构都参与了此项研究。

研究过程：这项研究的数据信息来自一个名为"实验室数据"的大型数据库。这个数据库里汇集了来自近400多家医院里病人身上提取的微生物组织，此外还有从英格兰和威尔士的多个实验室中搜集的病毒研究数据。

研究结论：最终，研究发现，很多控制感染的策略（如隔离某些受到感染的病人）的确可以对耐甲氧西林金黄色葡萄球菌的蔓延起到很好的遏制作用，但是其他病毒依然呈现出对传统药物的耐药性，有些病毒甚至连抗病毒、抗真菌药都不放在眼里了。

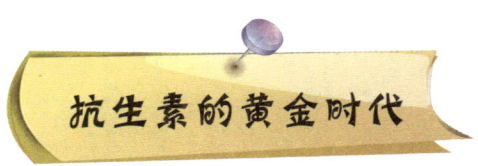

抗生素的黄金时代

盘尼西林比以往的药物都有效,于是,这种抗生素逐渐融入大众的生活,被称为治病的"灵丹妙药",从此和我们息息相关、密不可分。人们有史以来第一次感觉到,似乎可以掌控这个看不见的微生物世界。但是,好景不长。

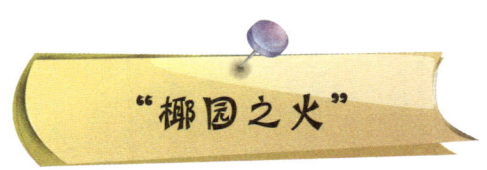

"椰园之火"

佛罗理和钱恩在抗生素的临床运用中取得的成功一经医学刊物报道后,很多为美国军方工作的科学家便开始秘密研制用于治疗伤员的抗生素。1942年11月28日,波士顿一家名为"椰园"的夜总会发生了一场火灾。"椰园"在当地颇有人气,当晚的客人数量远远超过了它的接待能力,加上缺乏足够的安全措施,仅仅15分钟,夜总会就燃起熊熊大火,瞬间变成了人间地狱。这次火

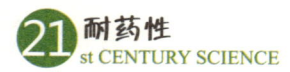

灾共造成492人葬身火海，200人挣扎在生死线上。

这场火灾引发了一个棘手的问题，需要将死者火化，可是焚烧尸体有可能产生严重的后果——感染。此时，军方的科学家意识到，该是试试新药的时候了。结果，很多人因此保住了性命。这件事情一直密而不发，直到次年，关于盘尼西林的报道才轰动了新闻界。

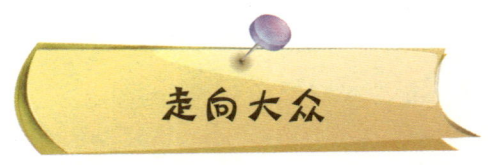

走向大众

曾有一位父亲向美国一家著名报社求助，希望能够救救他身患葡萄球菌病毒感染、生命垂危的小女儿。

报社的主编从这件事中看到了新闻热点，并高调地在全国各地寻找当时非常稀缺的盘尼西林，还派专车大张旗鼓地帮助运送。可喜的是，小女孩得救了。于是，全国的新闻媒体都竞相报道。不久，全国各地急切寻求盘尼西林的信件像雪片一样飞进了各大报社。1952年，美国和英国将盘尼西林列为处方药。仅在美国，一年就可以生产出90.7万公斤的盘尼西林了。

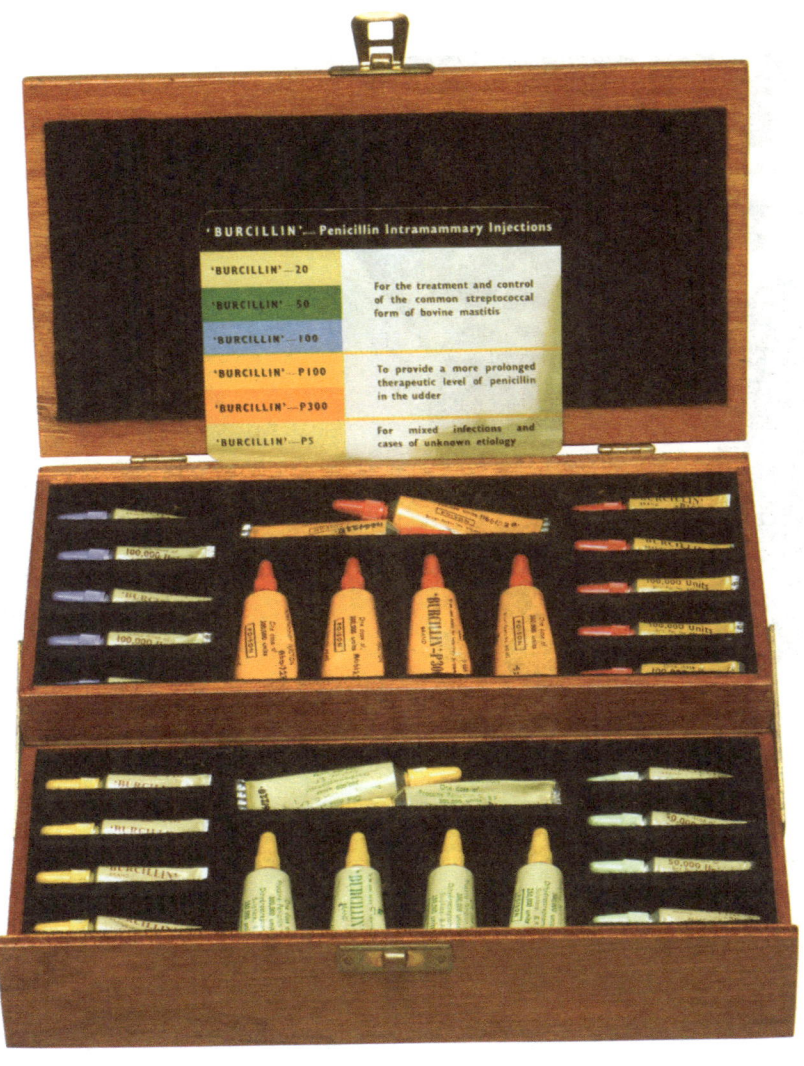

▲ 经过这样包装，盘尼西林可以很方便运往世界各地，发挥它们的作用。

第二章 抗生素的演变

21 耐药性

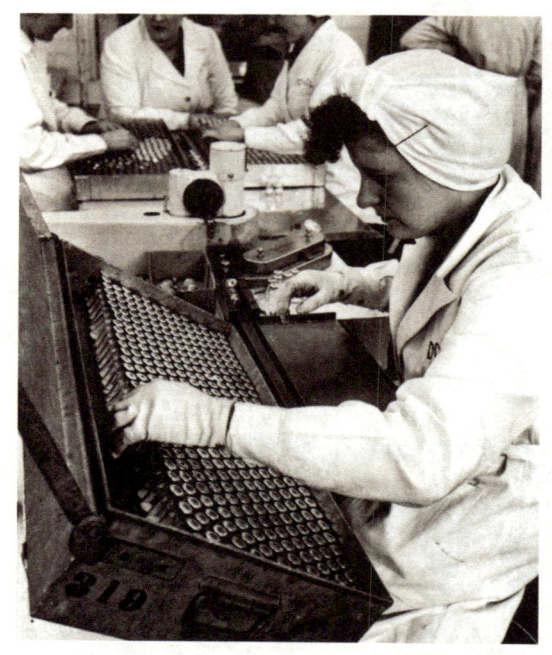

◀ 1954年英国利物浦盘尼西林生产线上,工作人员正在繁忙地工作。

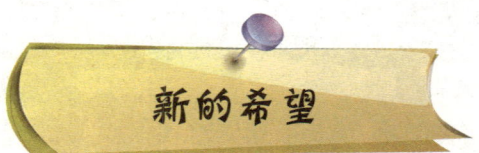

新的希望

盘尼西林出现后的几十年里,科学家相继研制出其他种类的抗生素,现在人们使用的氯霉素就是其中一种。科学家开始寄希望于在自然界的物质中提取出抗生素,然后在实验室中将它们合成,制成药物。

课题研究：

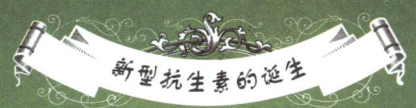
新型抗生素的诞生

研究内容： 土壤中提取的链霉素能够杀死肺结核的致病菌吗？

研究团队： 美国新泽西州罗格斯大学的赛尔曼·A.瓦克斯曼教授主持这项研究。他和他的学生组成研究团队，从当地农民带来的土壤中提取出链霉素。瓦克斯曼教授的学生艾伯特·萨兹在研究中作出了重要贡献。

研究过程： 瓦克斯曼教授和萨兹都相信链霉素能够

第二章 抗生素的演变

有效对抗结核病，但苦于无法证明他们的理论。他们和位于美国明尼苏达州的世界著名的医疗机构梅约诊所合作，经过在豚鼠身上进行实验后，最终首次将链霉素用于肺结核的治疗。

研究结论： 链霉素对治疗结核病和其他一些病症非常有效，这也给研制链霉素的企业带来了巨大的收益。但很快，病菌就对链霉素产生了耐药性。

▼ 全球有近4亿人都在使用抗生素类的眼药水治疗眼部感染。

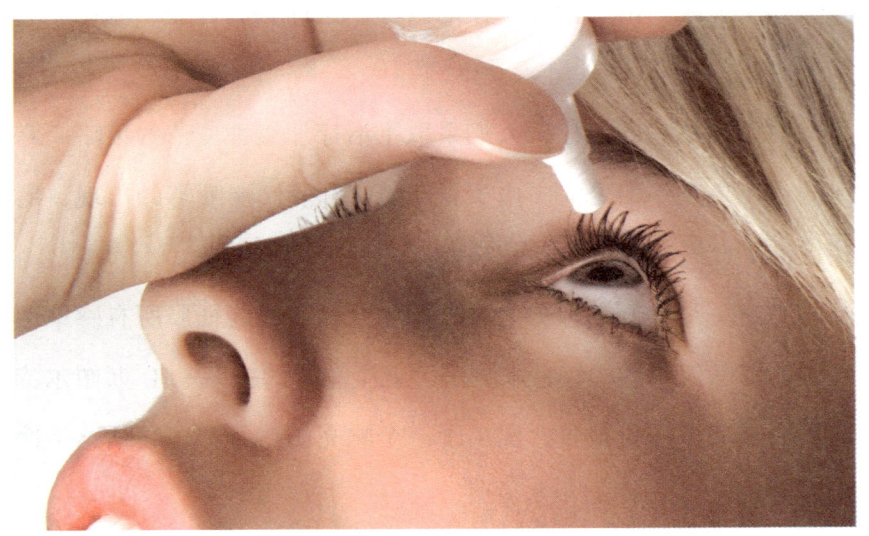

预防大于治疗

在此期间，医学界的研究成果不断涌现。1948年，世界上第一个公共卫生组织——世界卫生组织——成立了，从此，人们在积极研究疾病治疗的同时，也开始关注如何进行早期的预防。关于大众健康的研究项目不断启动，雅司疹的治疗就是其中之一。雅司疹是一种热带地区常见的病毒性感染，发生在人体的皮肤、

21 耐药性
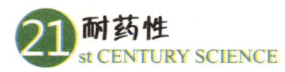

骨头和关节处。由于使用了盘尼西林，这种疾病曾经一度在亚洲销声匿迹。

对于结核病的治疗，人们采取了治疗加接种疫苗的策略。麻风病也不再是不治之症。由于新药氯喹和滴滴涕喷雾的出现，疟疾被彻底歼灭也指日可待了。

在这一片大好的形势之下，医生开始憧憬能征服所有感染性疾病的那一天。1969年，来自美国卫生总署的威廉·H. 斯图尔特向国会提交了一份报告，提出了一个响亮的口号："终结感染性疾病的时代到来了。"

这种乐观为时尚早。在抗生素发现的早期，就有科学家警告："抗生素不是万能的，需要在医生的指导下正确使用。"弗莱明在接受《纽约时报》的采访时说："个人在服用盘尼西林时最大的危险在于，没有按照规定的计量和疗程服用药物。结果不仅不能清除细菌，还会使细菌产生耐药性。"只可惜，在很长一段时间里，人们都没有对这样的警告引起重视。

▶ 如今，快速地将几种抗生素合成并研制药物已不再是医学难题了。

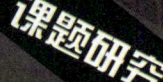

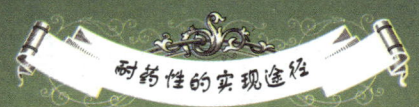

研究内容：科学家希望得知耐药性的产生和人类自身的行为到底有多大的关联。

研究团队：来自瑞典乌普萨拉大学的两位专家共同组织了此项研究。第一位是医药科学与疾病感染部门的分子生物学家米尔瓦·德罗布尼博士，他对抗生素耐药性研究颇有建树，第二位是他的同事比约恩·奥尔森教授。

研究过程：研究人员用棉花球收集不同区域的鸟粪

作为样本,研究在人类聚居区内,鸟粪中细菌耐药性产生的方式和特点。这些材料被带回实验室进行分析,以确定细菌对哪些抗生素产生了耐药性。在研究了那些表现出耐药性的细菌后,科学家最终找到了在这个过程中起作用的基因种类。

研究结论:研究人员对比了生活在同一环境内的鸟类和人类身上携带的细菌,发现这两种生物体内产生耐药性的细菌呈现出了相同的基因变异,连耐药性的表现方式也相同。诸如此类的研究有助于我们了解耐药性的实现途径。

第三章　全新的战略

微生物的反击

在盘尼西林首次用于疾病治疗后不过几年时间，伦敦医院的科学家就发现，对盘尼西林产生耐药性的菌株数量已从最初的14%上升至1946年的59%以上。

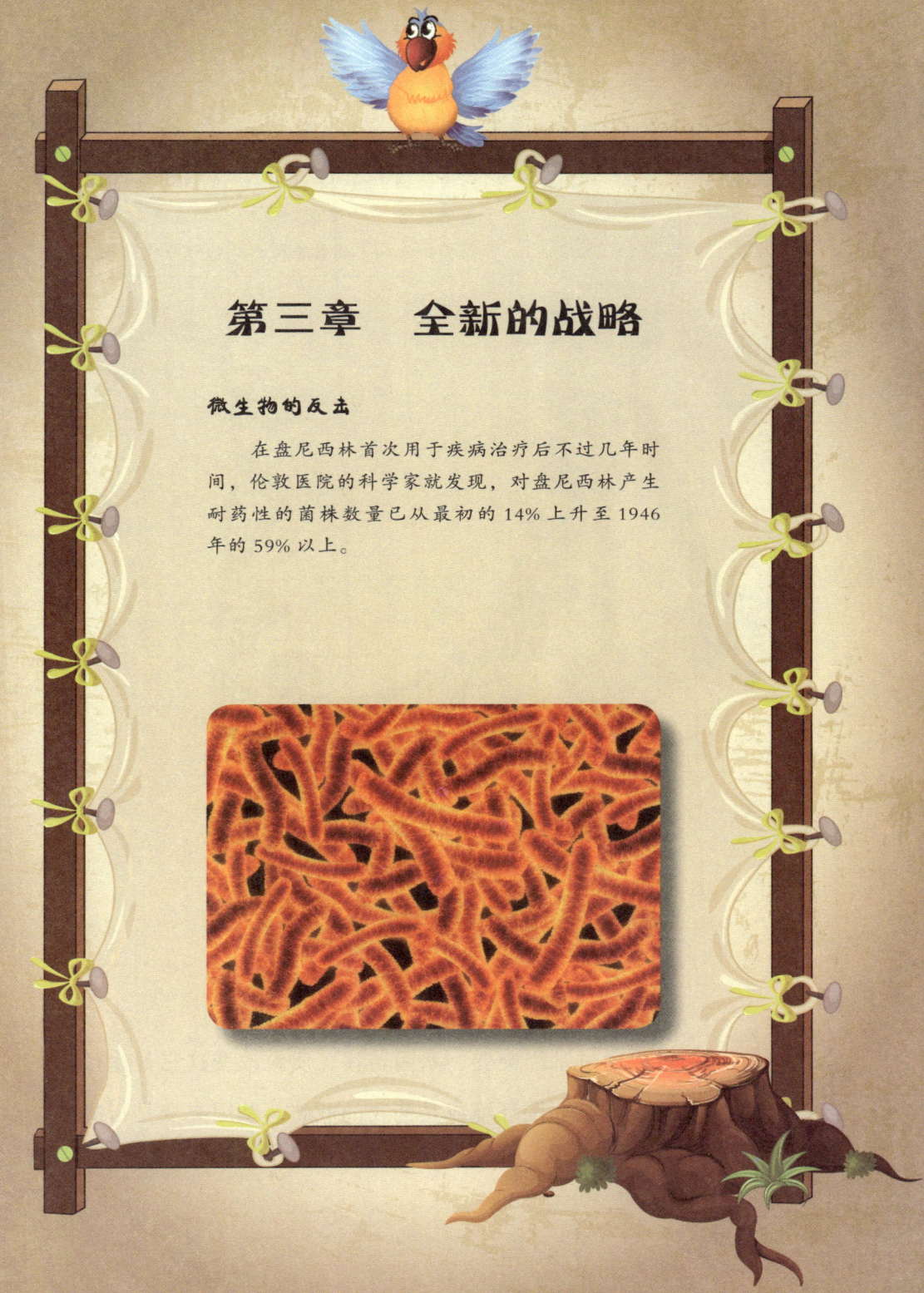

21 耐药性

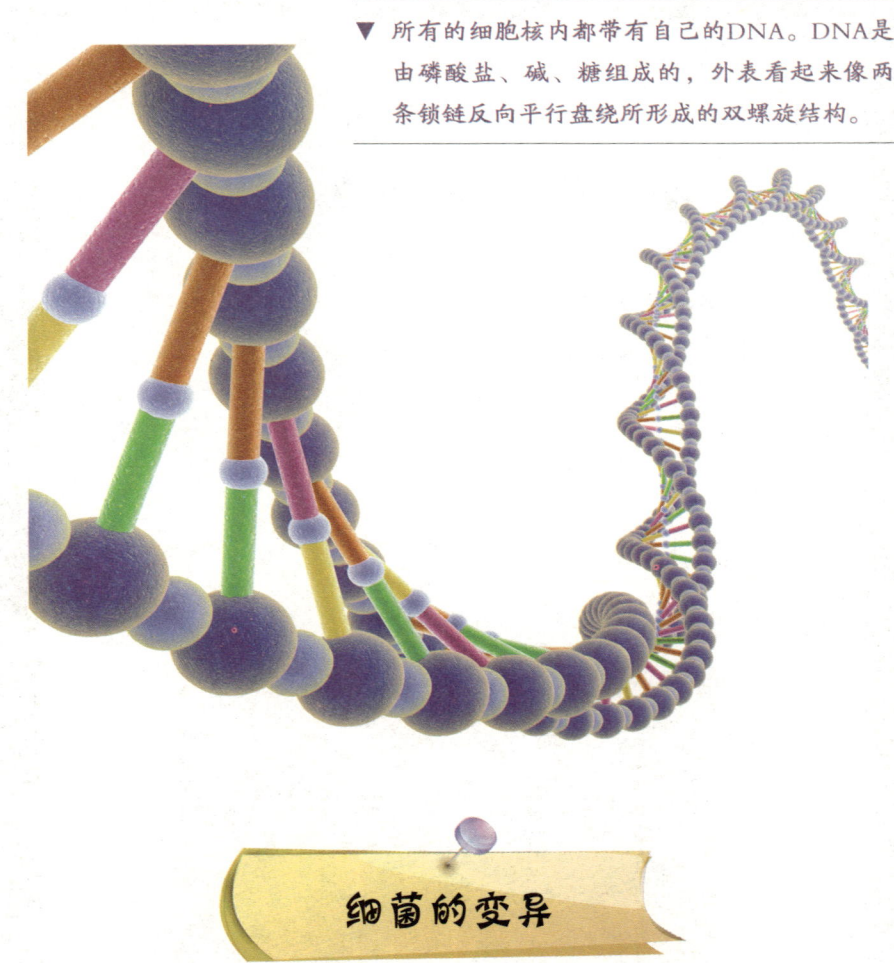

▼ 所有的细胞核内都带有自己的DNA。DNA是由磷酸盐、碱、糖组成的,外表看起来像两条锁链反向平行盘绕所形成的双螺旋结构。

细菌的变异

　　细菌可以通过基因突变、基因转移、质粒改变这三种途径产生变异,以抵抗周围环境或是药物的威胁。基因突变是指决定细菌特征的DNA自己发生了变化；基因转移是指变异后的DNA片段能够在不同细菌之间传递；质粒改变是一种最出人意料的方式，质粒是细胞内的一种环状的小分子DNA，只有在专业的光学显微镜下才能观察到，质粒可以在细菌内自我复制和变异，还可以在不同物种之间传递，最终导致细菌对大量药物产生耐药性。

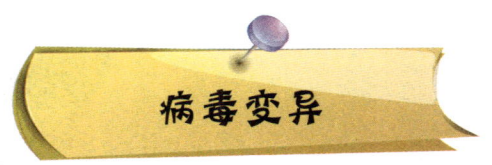

病毒变异

病毒的第一要务就是"复制"，而且，它们和细菌一样会产生变异，逃避想要杀死它们的抗生素或是合成类药物。当病毒进行自我复制时，就会不定期产生变异。这使得它们对人体的保护机制不断产生抵抗力，对抗生素的耐药性就证明了这一点。再来看看稍大些的微生物——恶性疟原虫的寄生虫，它们拥有高度复杂的基因群，可以极好地适应周围的环境，还能把自己隐藏在人体的免疫系统里。此外，这些微生物还能通过变异来抵抗药物，要对付它们可真是难上加难了。

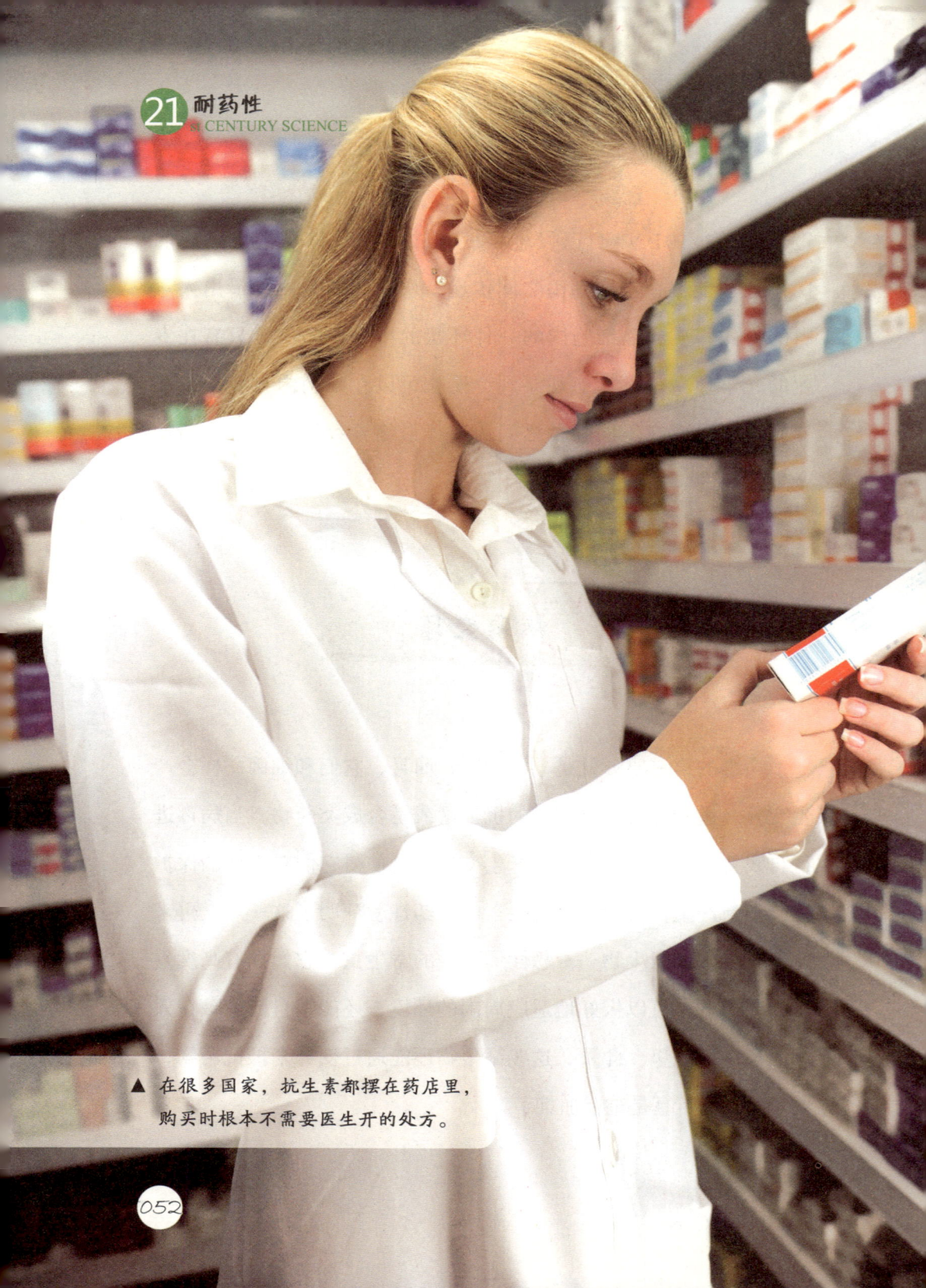

▲ 在很多国家，抗生素都摆在药店里，购买时根本不需要医生开的处方。

滥用抗生素

抗生素被视为"疾病克星",然而,人们滥用抗生素的现象却长达数十年之久。要知道,抗生素并不是万能的,需要正确使用。如今,抗生素的效用大打折扣。不夸张地说,我们就快回归到没有抗生素的"黑暗时代"了。

耐药性

目前,科学家还是不能详细描述病原体产生耐药性的具体途径。20世纪80年代,医学研究的重心发生了转移,科学家开始研制其他种类的药物。新型抗生素的研究已经不再受到大家的关注,可是细菌的耐药性一直在悄然增长。人们错误地认为,总会有新的抗生素对付细菌,可是今天看来,细菌部队里"人才济济",各种各样的抗生素很难是它们的对手了。

21 耐药性
st CENTURY SCIENCE

▲ 如今，网上购物使得各种处方药唾手可得。

医生辩解说，病人也有责任。他们声称很多患了病毒性感冒或是嗓子疼、耳朵疼的病人会主动要求医生开抗生素给自己。医生也就图个方便，反正只不过是开张处方的事。这样做其实危害很大，很多疾病可以自我恢复，根本不需要吃药，因为我们的身体具有免疫系统，可以杀死病菌。但患者始终认为只有吃药，才能治病。

服用抗生素必须经过医生允许，不能想吃就吃。如果服用不当，患者也会成为细菌耐药性的帮凶。有些患者常常稍有好转就不再服药，其实此时抗生素不仅没有清除引发疾病的"罪魁祸首"，还会使它们产生耐药性，并在同一菌群内传播。据估计，全球范围内一半的抗生素在购买时都没有医生开的处方，这些没有"谨遵医嘱"的病人中又有一半人只服用一天就不再服用了。这样做的后果非常严重，现在，仅金黄色葡萄球菌这一种细菌的株菌耐药性就以每年8%的速度在飞快增长。

21 耐药性

科学生涯

艾伦·约翰逊教授是一位临床医学研究者,他是一位出色的研究学者,还常常为其他研究人员出谋划策,共享研究成果。约翰逊教授本科阶段学习的是生物科学,但他始终对微生物的致病性研究充满兴趣,这使得他最终选择医学微生物学作为自己的研究方向。约翰逊教授现供职于英国健康保护局,担任细菌耐药性研究部门主任的职务。

一日掠影……

在约翰逊教授研究事业的早期,他主要基于实验室展开自己的研究项目。现在，他主要的工作是运用电脑技术搜集、分析数据。目前他正做一项关于细菌耐药性的研究项目，耐甲氧西林金黄色葡萄球菌就是他的研究对象之一。这个项目主要研究这种细菌通过什么途径在儿童的血液中引起感染。

有时，约翰逊教授会在英国及其他国家作演讲，与别人分享自己的研究成果。

斯人斯语……

"我深爱我的工作，每天既能从事喜欢的事业，还能有所回报。而且，投身医学领域还能帮助病人早日恢复健康。"

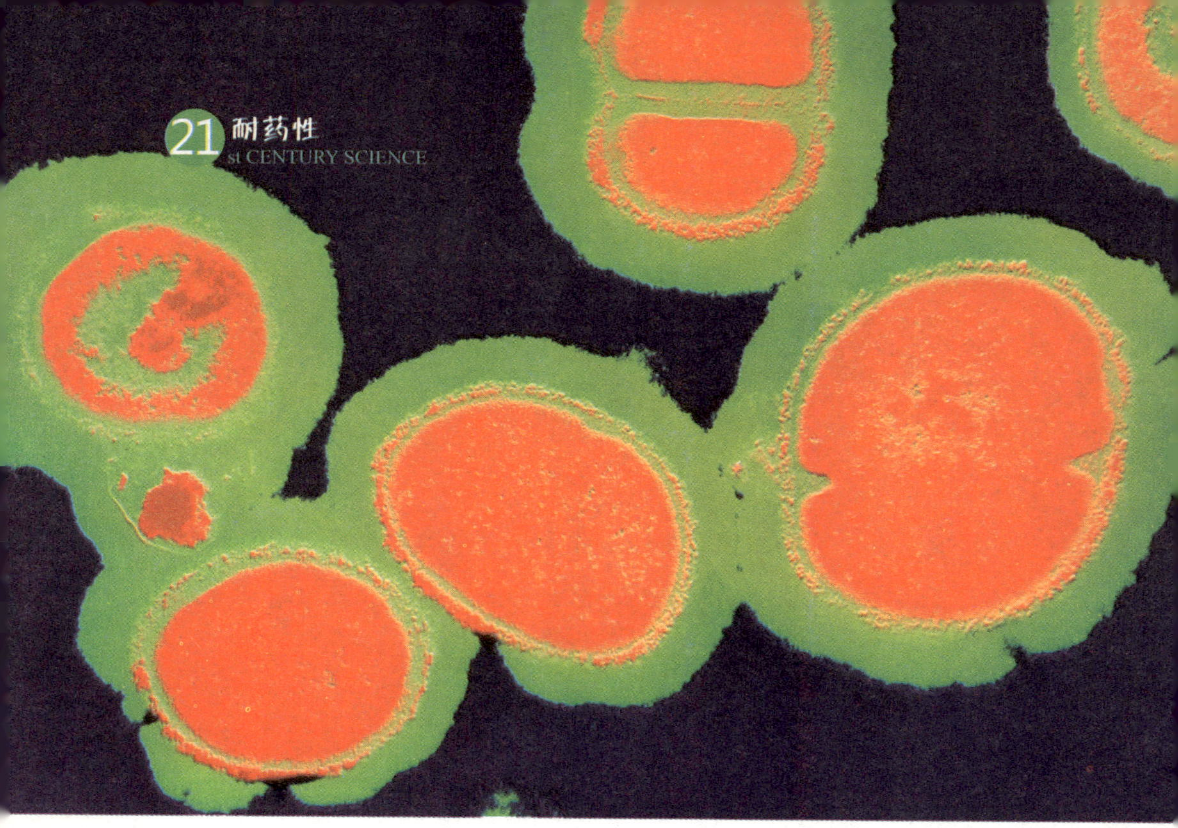

21 耐药性
st CENTURY SCIENCE

▲ 这张放大的彩图显示了一组耐甲氧西林金黄色葡萄球菌正在分裂的情景。这种具有潜在致命性的病菌在医院里很常见，常常引起病人的伤口感染。

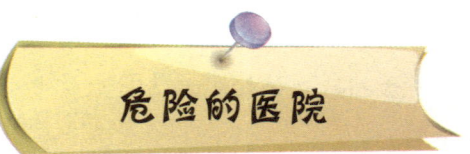

危险的医院

医院已经成了耐药性问题的高发区。在很多国家，媒体已经关注并报道了这一现象。为什么治病救人的医院反而成了"超级细菌"滋生的温床呢？

打倒超级细菌

超级细菌是一个医学术语，泛指临床上出现的多种耐药菌，如耐甲氧西林金黄色葡萄球菌。这种葡萄球菌不仅对甲氧西林有耐药性，还可以抵抗一些常用的抗生素，如盘尼西林和头孢菌素类抗生素，它们甚至显现出了对万古霉素的耐药性。万古霉素是人类抵御疾病的最后一道防线，一旦失守，人类健康将岌岌可危。

而现在，医院成了微生物产生耐药性的"大型培养皿"。这不难理解，你一定在想，毕竟医院里人群聚集、细菌密布、接触频繁。的确是这样，凡是人群过于密集的地方都会导致病原体快速传播，医院尤为如此。可是事实并没有那么简单，虽然病人多的地方细菌就多，但真正带来大量细菌的却是那些前来探望病人的亲朋好友。

但是，真正受害的却是病人。由于种种原因，他们更容易，也更有可能被病菌盯上，感染疾病。外科手术或其他治疗方式会留下伤口，这些伤口就会导致病菌感染。而且，病人常常年老体

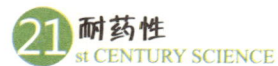

弱,有些人自身的免疫系统已经低于正常标准。连医生都发现,有些癌症患者最终并不是死于疾病本身,而是死于化疗引起的普通感染。

▼ 凡是与病人有过接触的人都应该彻底清洗双手,这一点非常重要。

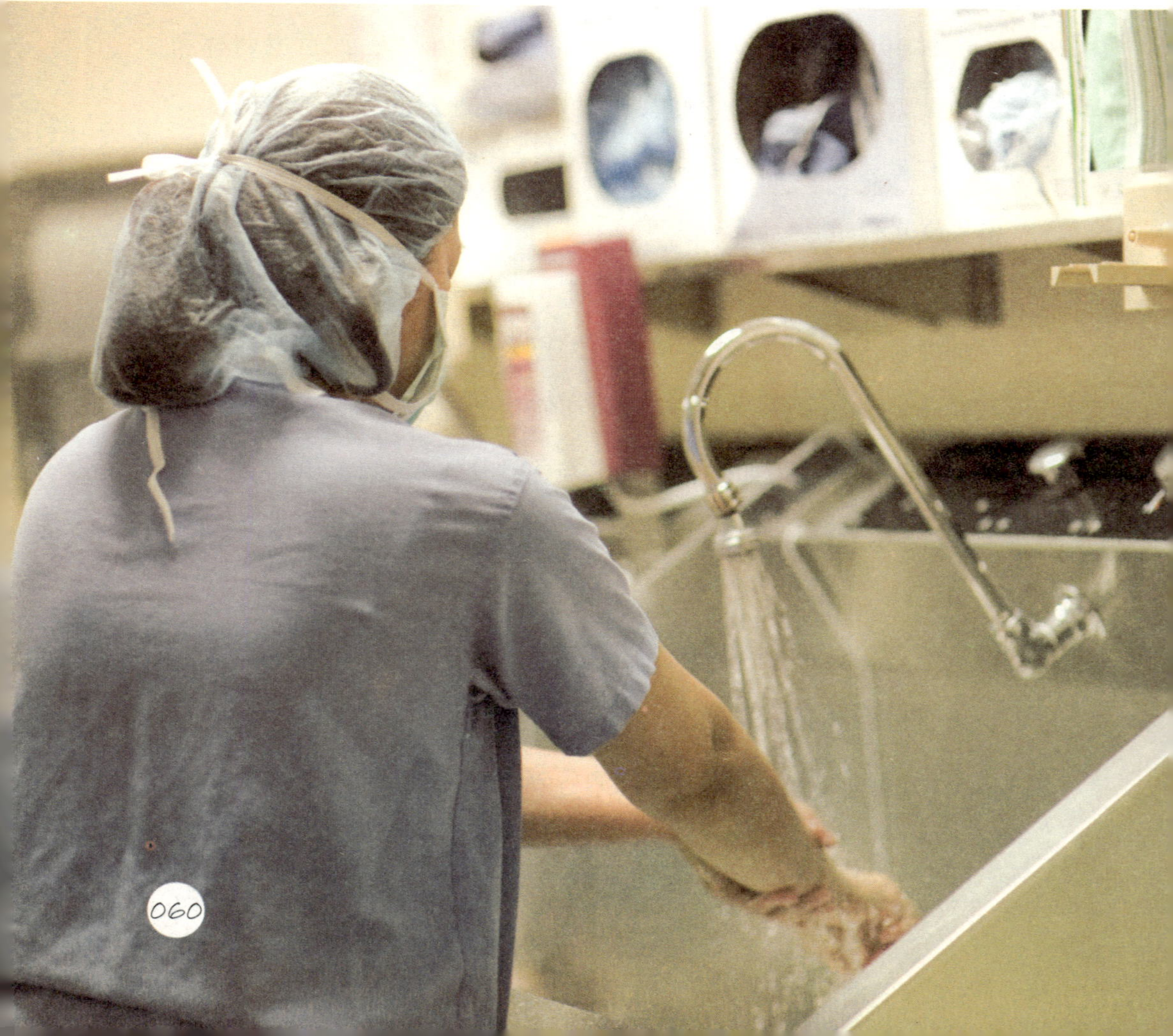

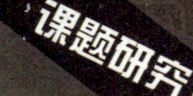

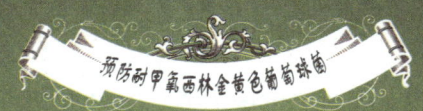

研究内容：研究首先关注耐甲氧西林金黄色葡萄球菌的疫苗研制；其次，人们通常会对感染过一次的疾病产生免疫力，可还是有25%的复发率，此项研究同样关注这个问题。

研究团队：研究人员均来自美国哈佛大学医学院，他们是杰拉尔德·皮埃尔教授、托马斯·马伊拉利特郎博士、李吉恩博士和戴维·斯库尔尼克博士。

研究过程： 研究人员提取了耐甲氧西林金黄色葡萄球菌细胞表面的一个分子，将其注射进实验用的老鼠体内。通过血液检测，研究人员可以得知实验鼠是否可以产生抗体。实验一旦成功，就说明产生的抗体能够杀死耐甲氧西林金黄色葡萄球菌，那么实验鼠对这种致命的细菌就有了免疫力。

初步结论： 研究发现，必须通过实验，用科学方法改变耐甲氧西林金黄色葡萄球菌表面分子的结构。改变后的分子会产生抗体，杀死病菌，并且保护机体不被感染。研究目前进展顺利，研究人员已经拟定实验步骤，准备研制疫苗，之后会在人体和动物身上进行测试。

第四章 来自环境的威胁

耐药性和环境

抗生素的使用范围绝不仅限于人类,这使细菌的耐药性得以迅速提高。人们在畜牧业上也开始大量使用抗生素,殊不知,这与人类的健康产生了千丝万缕的联系。

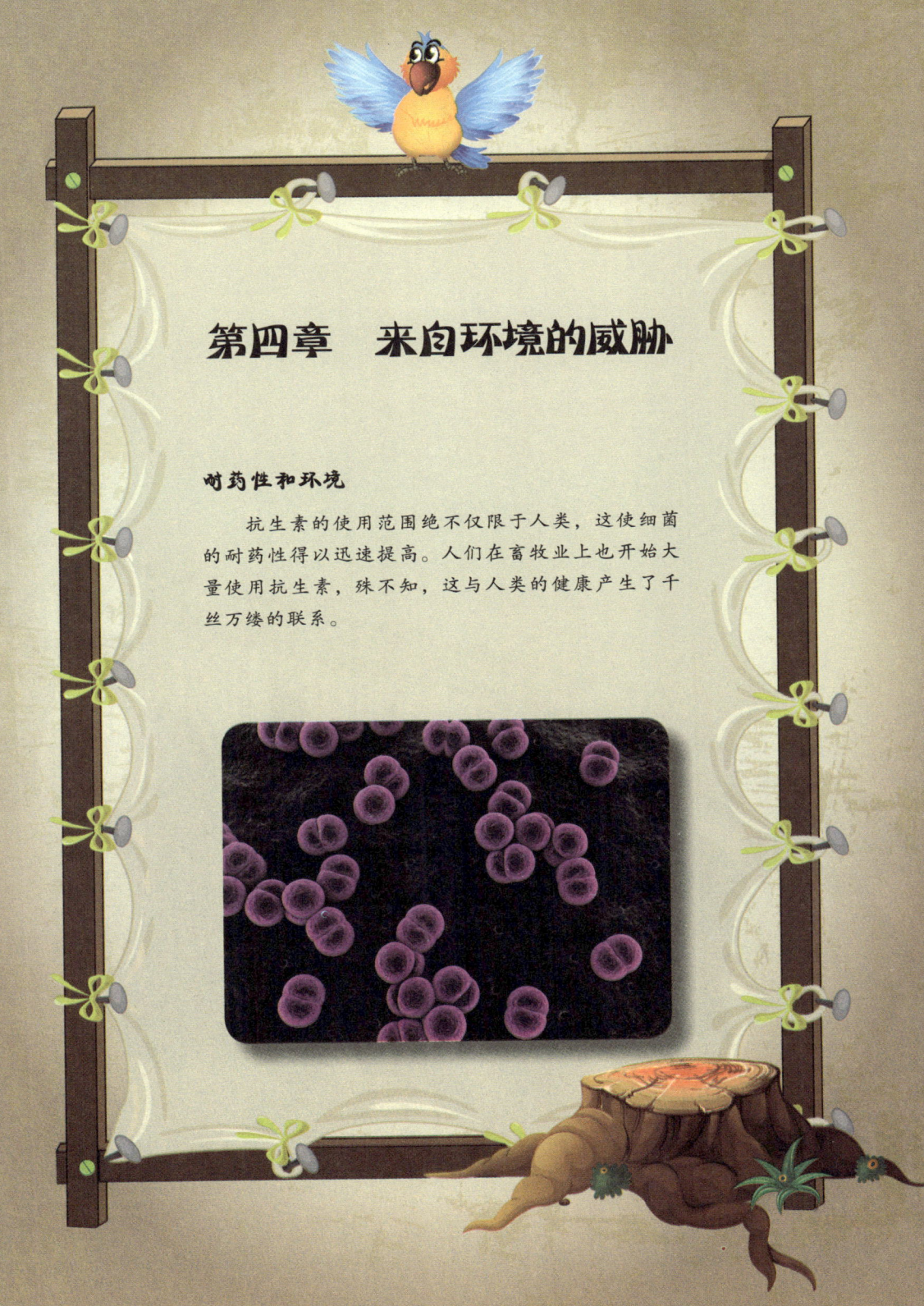

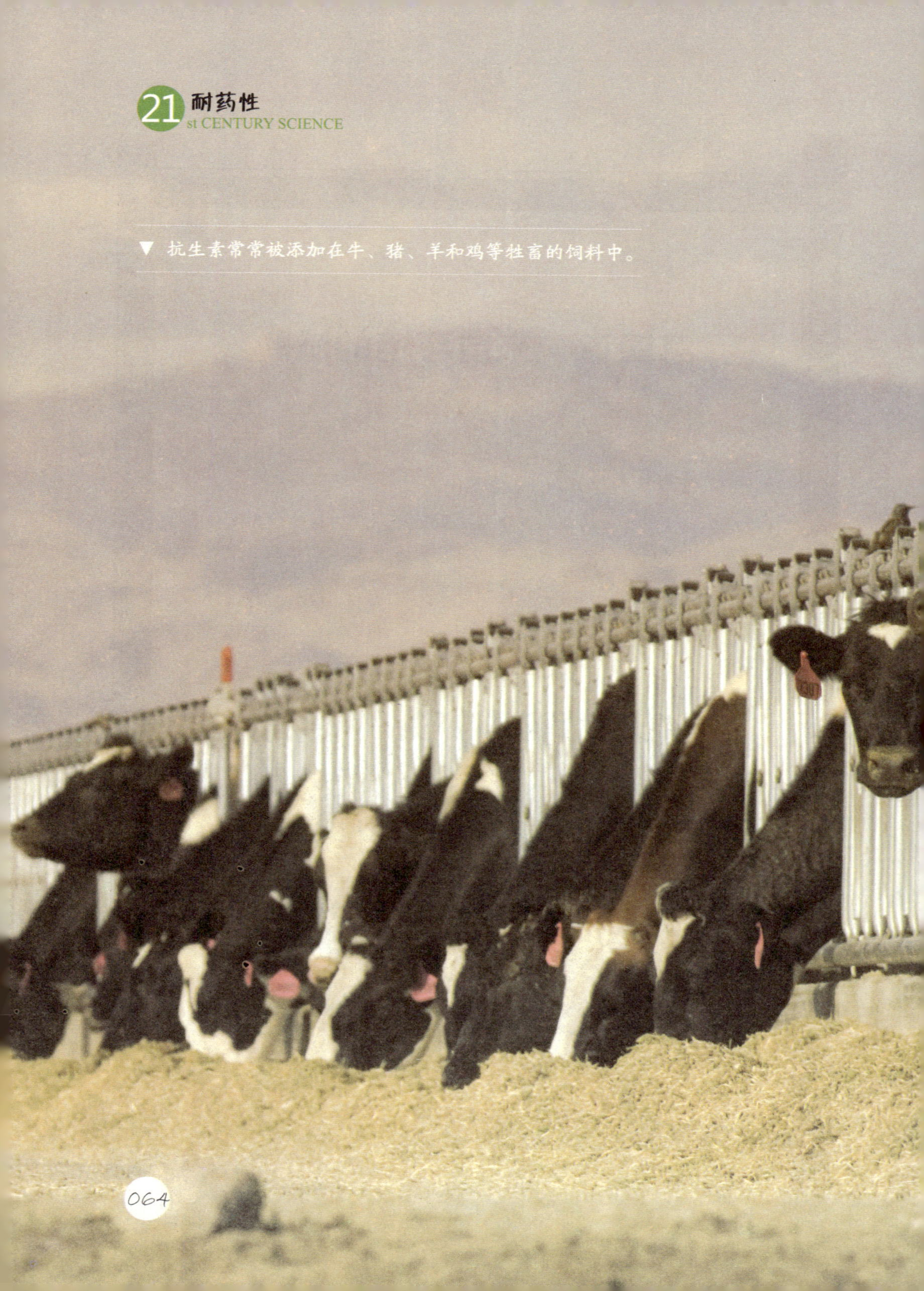

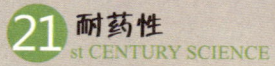

耐药性

▼ 抗生素常常被添加在牛、猪、羊和鸡等牲畜的饲料中。

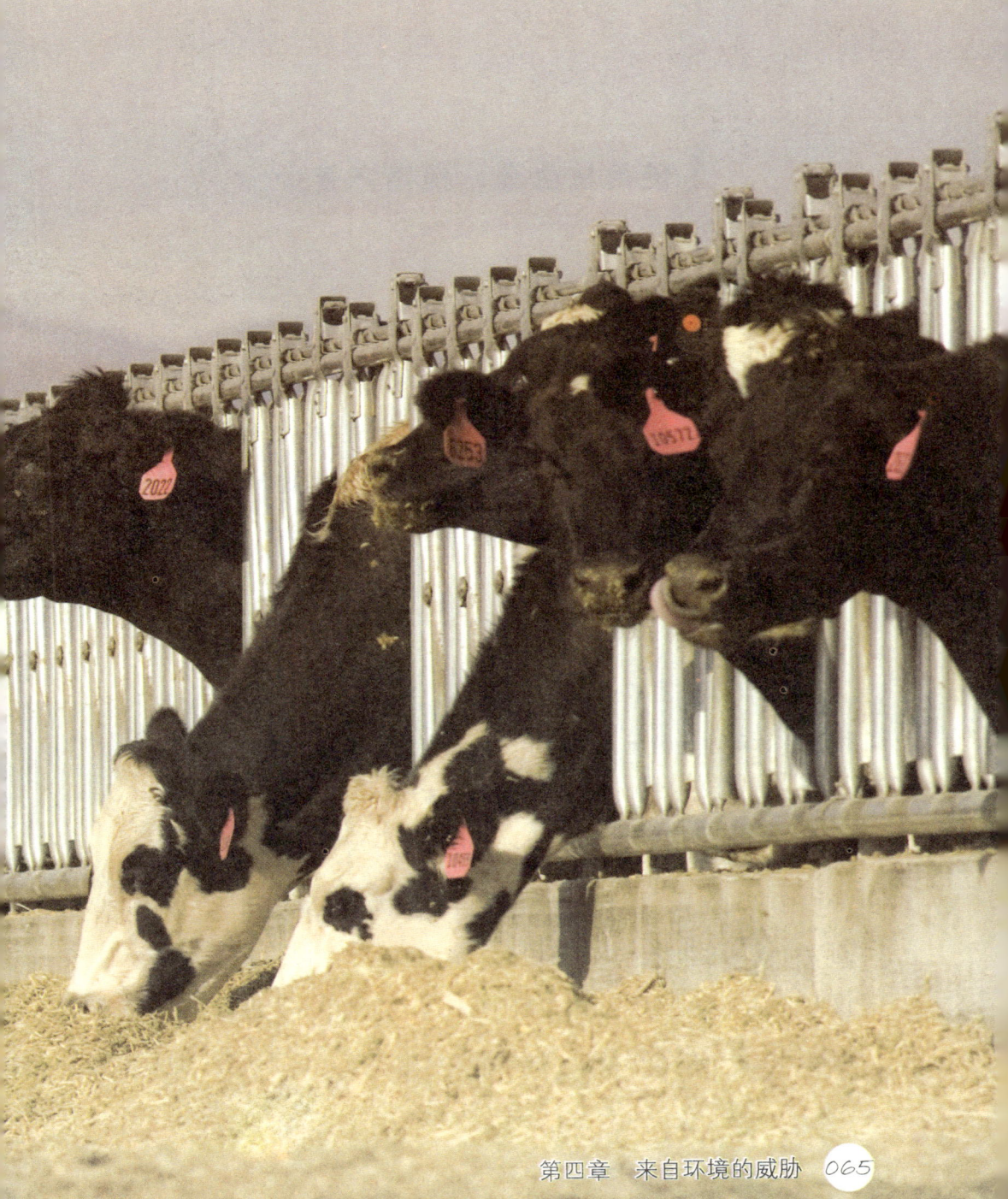

第四章 来自环境的威胁

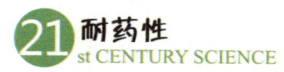

使用抗生素，提高产量

就像人类一样，动物也会成为很多病毒感染的受害者。农场主很快发现，用抗生素治疗动物疾病效果显著。但是，自从20世纪50年代以来，抗生素不仅用于治疗感染，还被用作促进动物生长。现在，人们还是会在动物的饲料里加入小剂量的抗生素，因为大家都认为这样会帮助动物抵抗一些"小灾小病"，如此，就可以进行密集型饲养，就算把它们一个挨一个地挤在一起，疾病也很难相互传染。

由于人类在畜牧业中滥用抗生素，细菌的耐药性近年来不断增长。针对这一情况，1969年，科学家成立了委员会向全世界发出警告，并将这种现象称为"潜在而真实的危机"。在欧洲和美国，一些种类的抗生素已经被禁止使用。尽管如此，在巨大的经济利益的驱使下，很多农场主还是不断加大抗生素的用量，以达到治疗或促进动物生长的目的。一些美国人组织过一次运动，倡议大家关注人类健康和农产品加工。这次运动中有人披露：全美国范围内，抗生素用量的70%都用于动物养殖。专家认为，这样

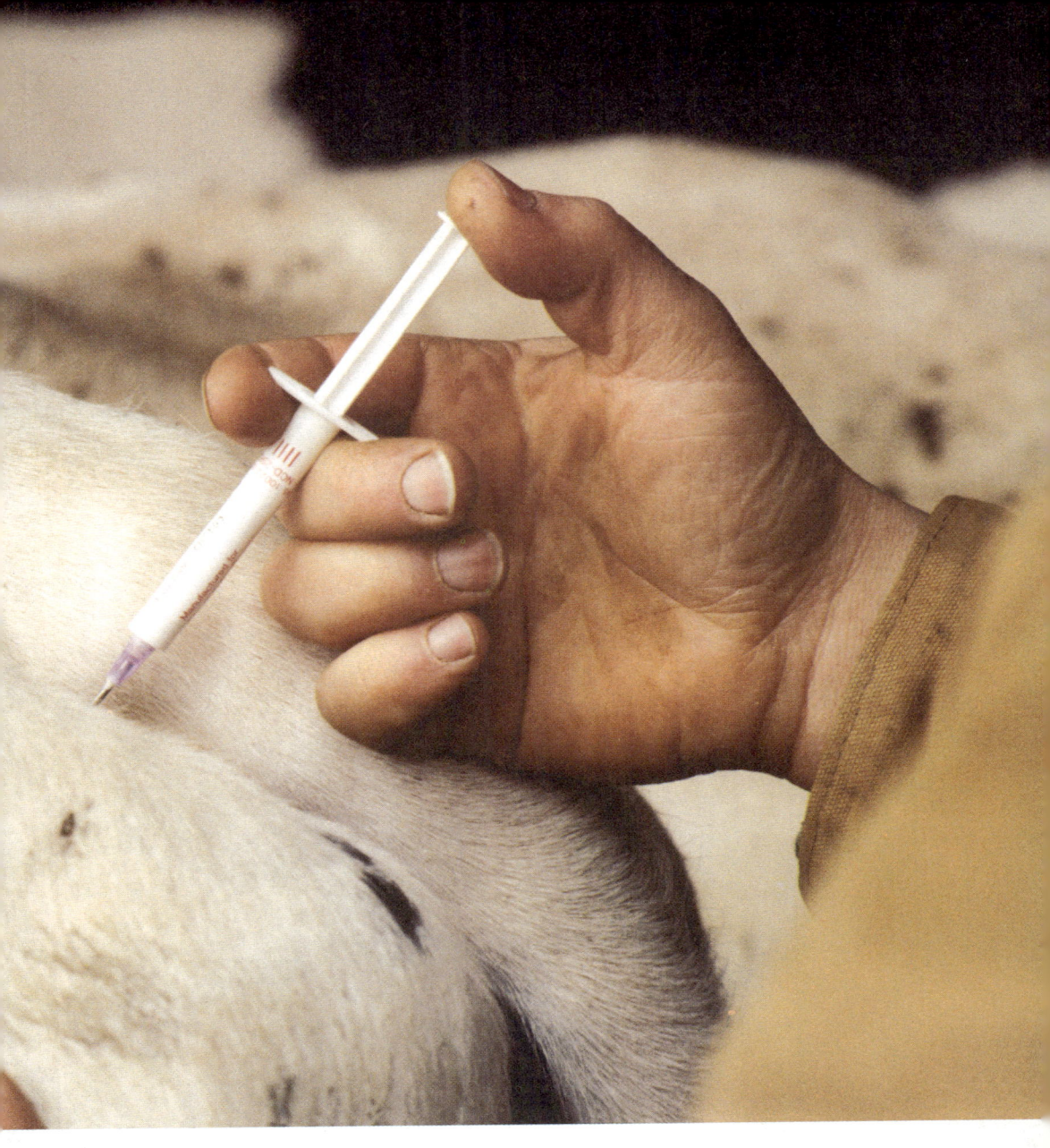

▲ 从事养牛行业的农民都会定期找兽医给牛注射抗生素,以此预防疾病、增加利润。但是这样做会使细菌产生耐药性,最终传递给人类。

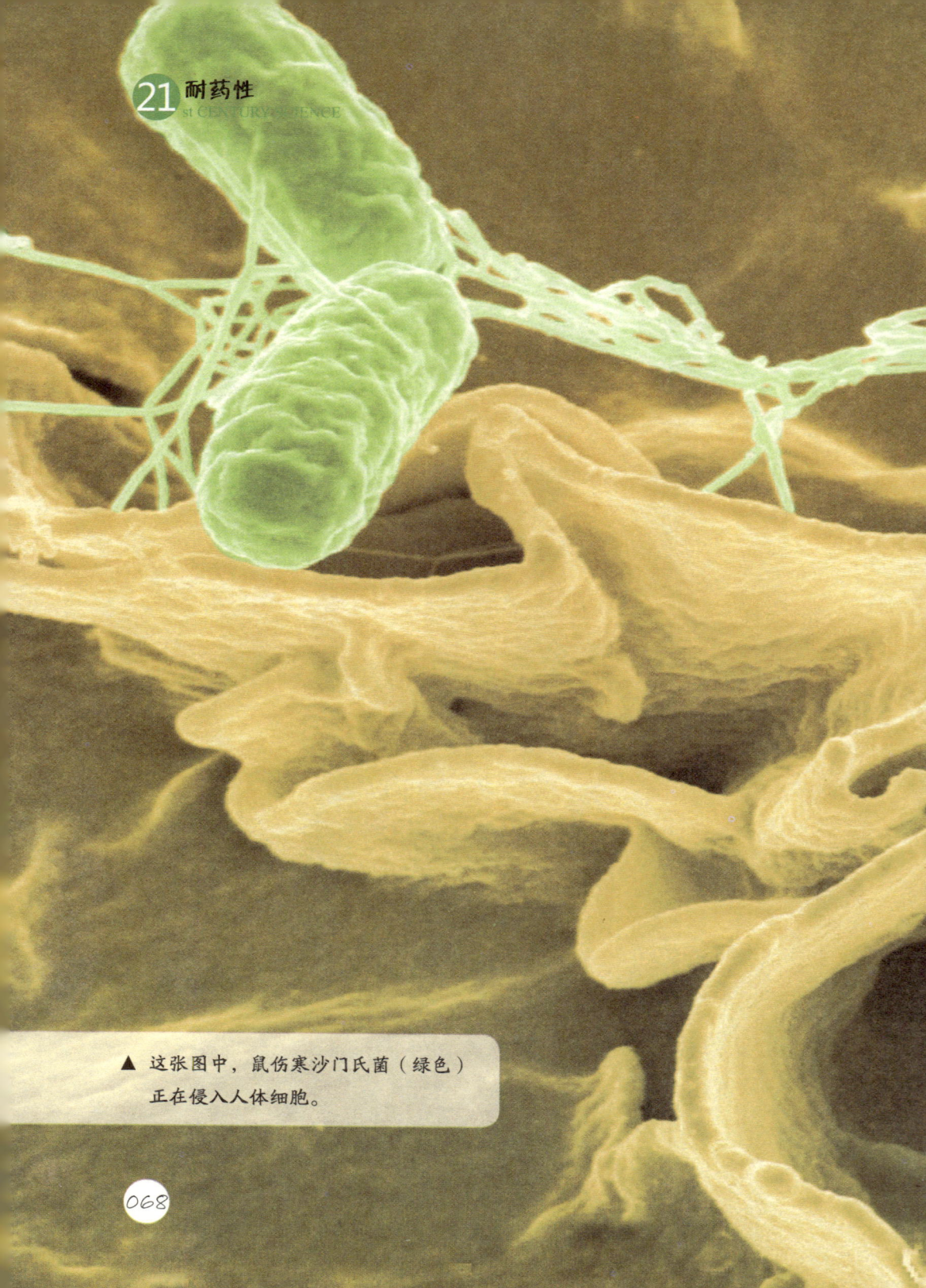

21 耐药性
st CENTURY SCIENCE

▲ 这张图中,鼠伤寒沙门氏菌(绿色)正在侵入人体细胞。

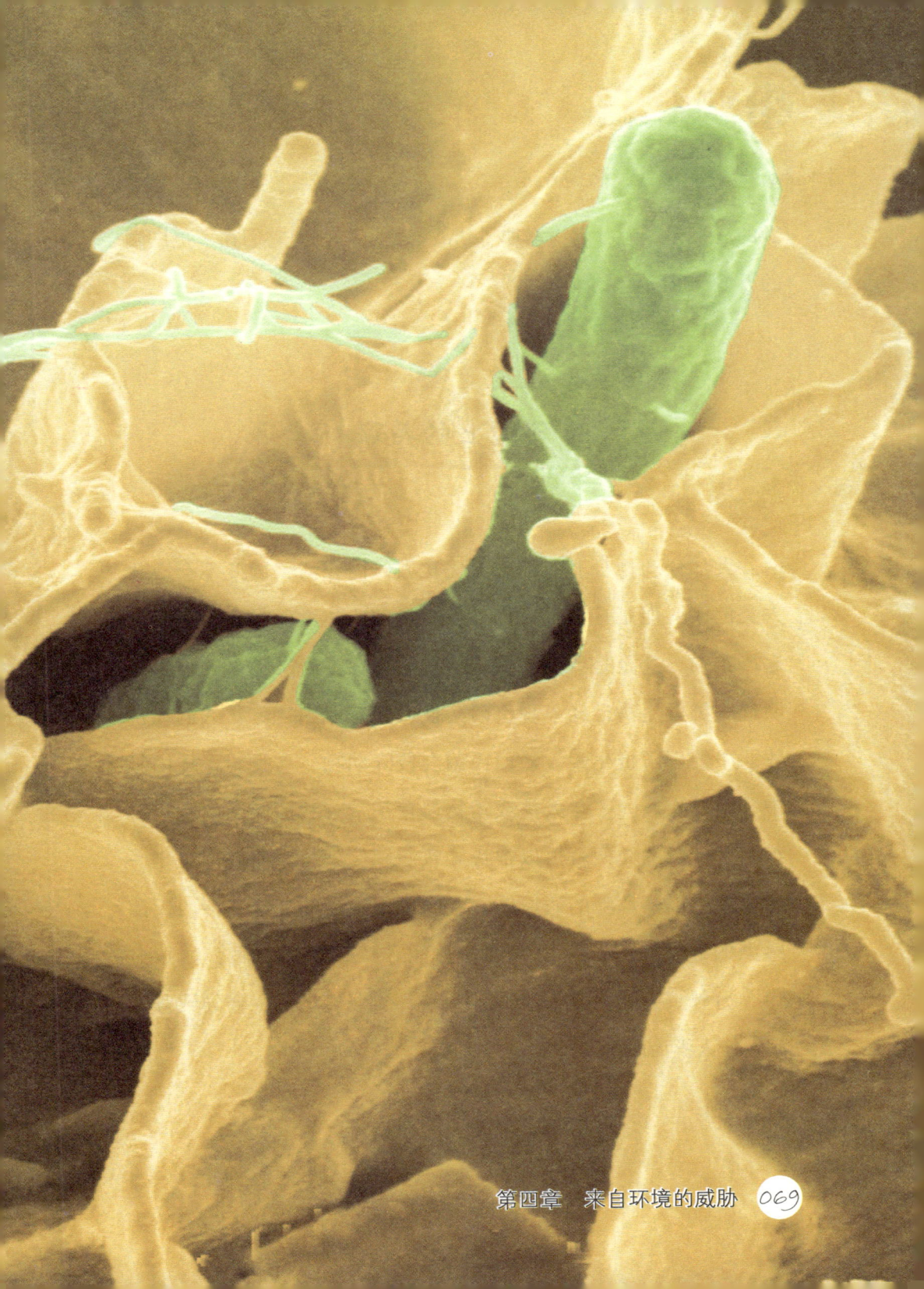

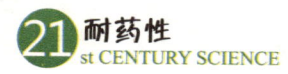

做的后果无疑为微生物增加了"战备物资",使它们在"更广阔的天地"里发展壮大。

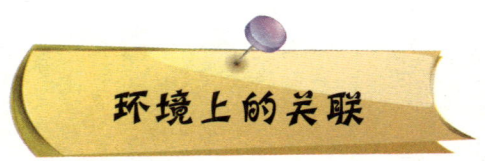

  大部分动物身上的细菌无法在人体内存活,因此不会威胁人类健康。但是凡事都有例外,少量动物体内的微生物也会引起严重的,甚至是致命的胃部疾病。现在,越来越多的证据表明这一类微生物已经显现出耐药性,究其原因,就是人们在畜牧业中使用了抗生素。沙门氏菌会侵入动物、鸟类、人体内脏中,引发疾病。一旦人类或动物误食了带有沙门氏菌的食物,细菌携带者的粪便就可以很快导致病菌传染。弯曲杆菌也是一种对人类极其危险的病原体,弯曲杆菌感染的症状和沙门氏菌感染的症状一样。这两种细菌都能导致致命的疾病,如败血症。另外,还有一种危险的细菌——大肠杆菌——会导致肾衰竭,使人不治而亡。

危险的食物

根据世界卫生组织的报道，全球每年大约有4000万人受到食物中毒的威胁。微生物学家认为畜牧业中使用抗生素是全球大量食物中毒事件发生的主要原因。

美国佐治亚大学的科学家研究了在养殖场中没有使用过药物的鸡，却发现它们体内的细菌对常用的抗生素呈现更高的耐药性。出现这种现象有一种可能，那就是耐药性可以通过基因向后代遗传。

很多人呼吁应当禁止在牲畜养殖中使用抗生素。有专家称，带有传染性疾病的微生物比抗生素更危险。起码现在有一点可以达成共识：滥用抗生素肯定会诱发很严重的感染，到那时，人类抵御疾病的最后一道防线将被攻破，我们将无法自保。

科学生涯

从1996年起,亚瑟·汤普森教授就在英国诺威奇市食品研究所工作,现在他是这个研究所下属的沙门氏菌分子微生物学研究组的组长。在他的努力下,研究组配备了最新的设备,用来研究传染性疾病中细菌的基因结构。沙门氏菌就是他的主要研究对象。

一日掠影……

汤普森教授和他的同事从基因程序的角度研究沙门氏菌如何

引发恶性感染，他们希望确定沙门氏菌感染所需的主要物质。这项研究成果颇丰，已经有一种疫苗申请了专利。日后，研究人员还会出版专著或论文，和其他研究者共享研究成果。

斯人斯语……

"新的研究成果令我非常兴奋，而且我觉得付出终有回报，这是我每天早起的动力。过去的十年甚至更久以前，沙门氏菌就已经对很多抗生素显现出耐药性，这种发展趋势会威胁人类和动物的健康。所以，必须不断研究新的治疗方法。"

21 耐药性

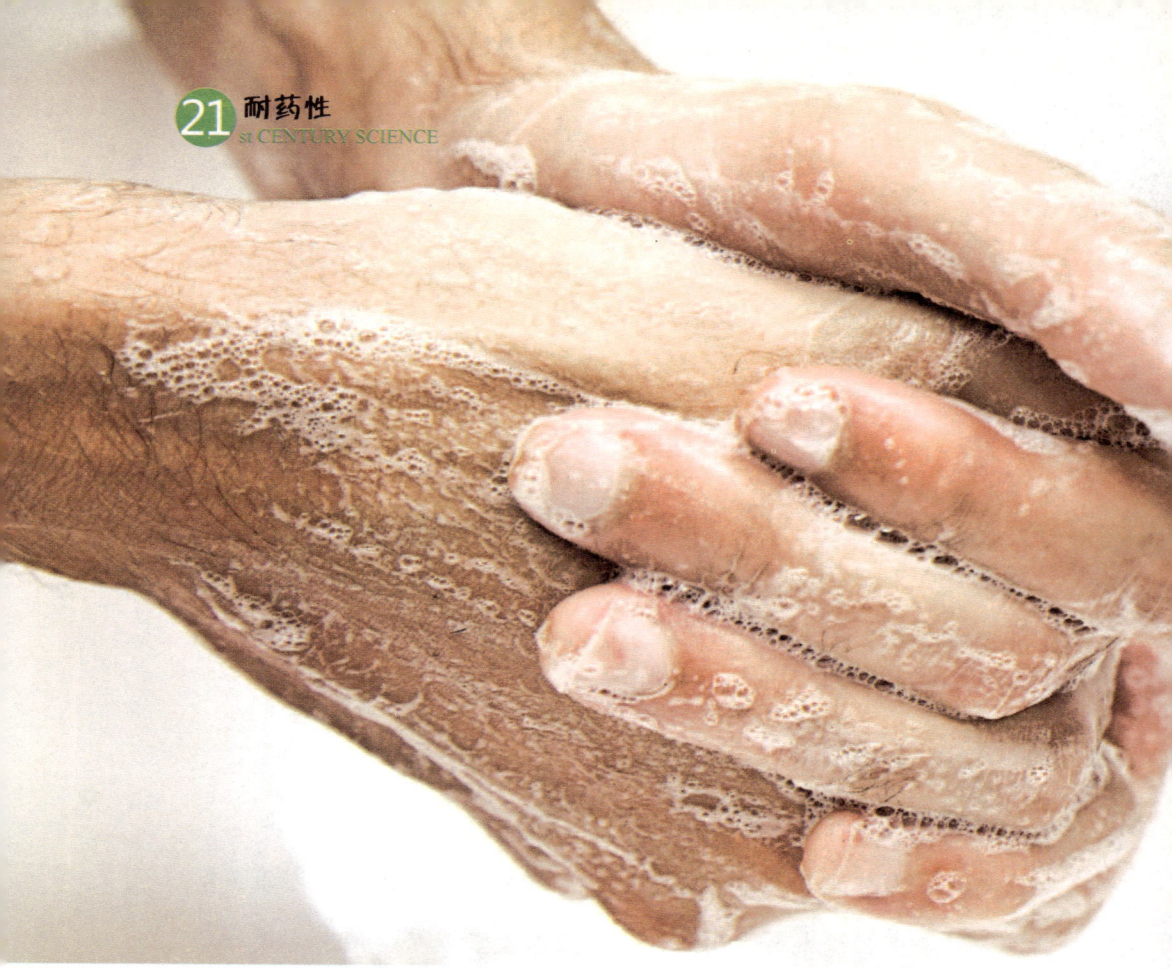

消毒杀菌产品的疯狂销售

　　进超市随便看看，一排排货架上摆满了各种各样的消毒杀菌产品，令人目不暇接。在美国，此类产品的年销售总额高达10亿美元，位居世界第一。当猪流感首次在美国报道后，这些产品的

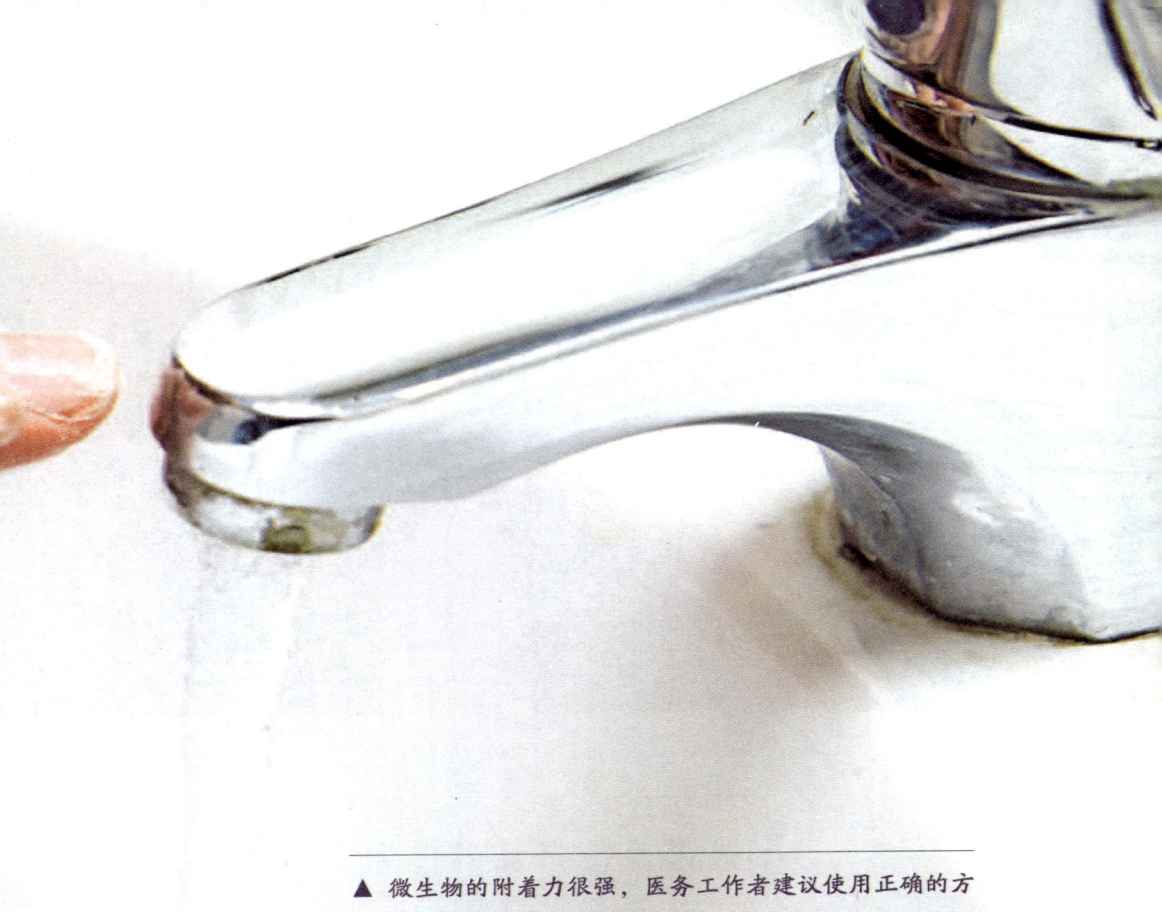

▲ 微生物的附着力很强，医务工作者建议使用正确的方法彻底清洁双手，这样才能有效清除手上的细菌。

销售量激增了279%

　　消毒杀菌产品通常包含能够杀死某些细菌和病毒的化学物质。但是，要想让这些化学物质起作用，冲洗双手的时间要足够长才行。人们洗手的时间一般只有3—5秒，很显然，这远远不够。因为这样做只能洗去小部分微生物，但仍会有大部分微生物残留下来。

21 耐药性

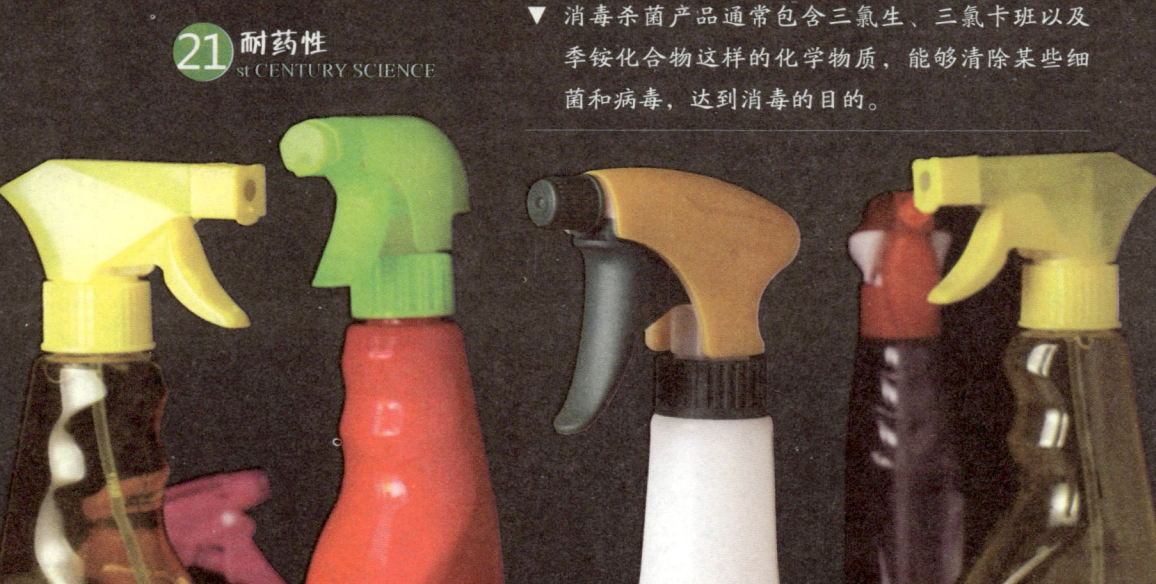

▼ 消毒杀菌产品通常包含三氯生、三氯卡班以及季铵化合物这样的化学物质，能够清除某些细菌和病毒，达到消毒的目的。

消毒杀菌产品的危害

李斯特菌是一种特殊的菌类，会导致严重的胃部疾病。研究表明，这种细菌对清洁产品中含有的季铵化合物的耐药性已经达到了7%。最近，日本的一些研究人员发现一种能引起耐甲氧西林金黄色葡萄球菌感染的细菌正在迅速地演变，它们不仅可以开始抵抗消毒杀菌产品里常添加的化学物质，还对其他一些抗菌剂产生了耐药性。这就意味着，人类日常使用的清洁产品正在助长细菌耐药性的发展。

课题研究：

USA600的危害

研究内容： 此项研究旨在确定耐甲氧西林金黄色葡萄球菌中一种叫做USA600的株菌是否会给患者带来更大的危害。

研究团队： 来自美国底特律传染病医院亨利·福特分院的卡罗尔·摩尔是此项研究的组织者和领导者。其他研究人员包括马库斯·泽沃斯博士、玛丽·贝丝·佩里、苏珊·多纳伯迪昂、纳迪亚·哈克、帕奥拉·欧思琪-凯亚教授、陈安妮教授和卢梅。

研究过程：研究人员搜集了患者的基本信息、感染病情，特别是患者目前所处的状况以及治疗方式。此外，他们还提取了引发患者感染的病毒，并在微生物实验室内进行分析。

研究结论：对于同样患有耐甲氧西林金黄色葡萄球菌感染的患者，研究人员发现感染源为USA600的患者的死亡人数是感染源为其他株菌的患者的5倍。此外，前者30天内的死亡率是50%，后者只有11%。但是，凡是感染源为USA600的患者都年老体弱，抵抗力差。这些成果丰富了研究数据。研究人员还发现，感染源为USA600的耐甲氧西林金黄色葡萄球菌呈现出更强的耐药性，万古霉素将很快成为它的"手下败将"。

第五章　与疾病作战

老对手，新装备

　　肺结核是和我们斗争时间最长的疾病。20世纪时，曾有人相信人们将会彻底战胜肺结核。那么，为什么直到今天，肺结核每年还是会夺走200万人的生命，而我们仍然对此束手无策？

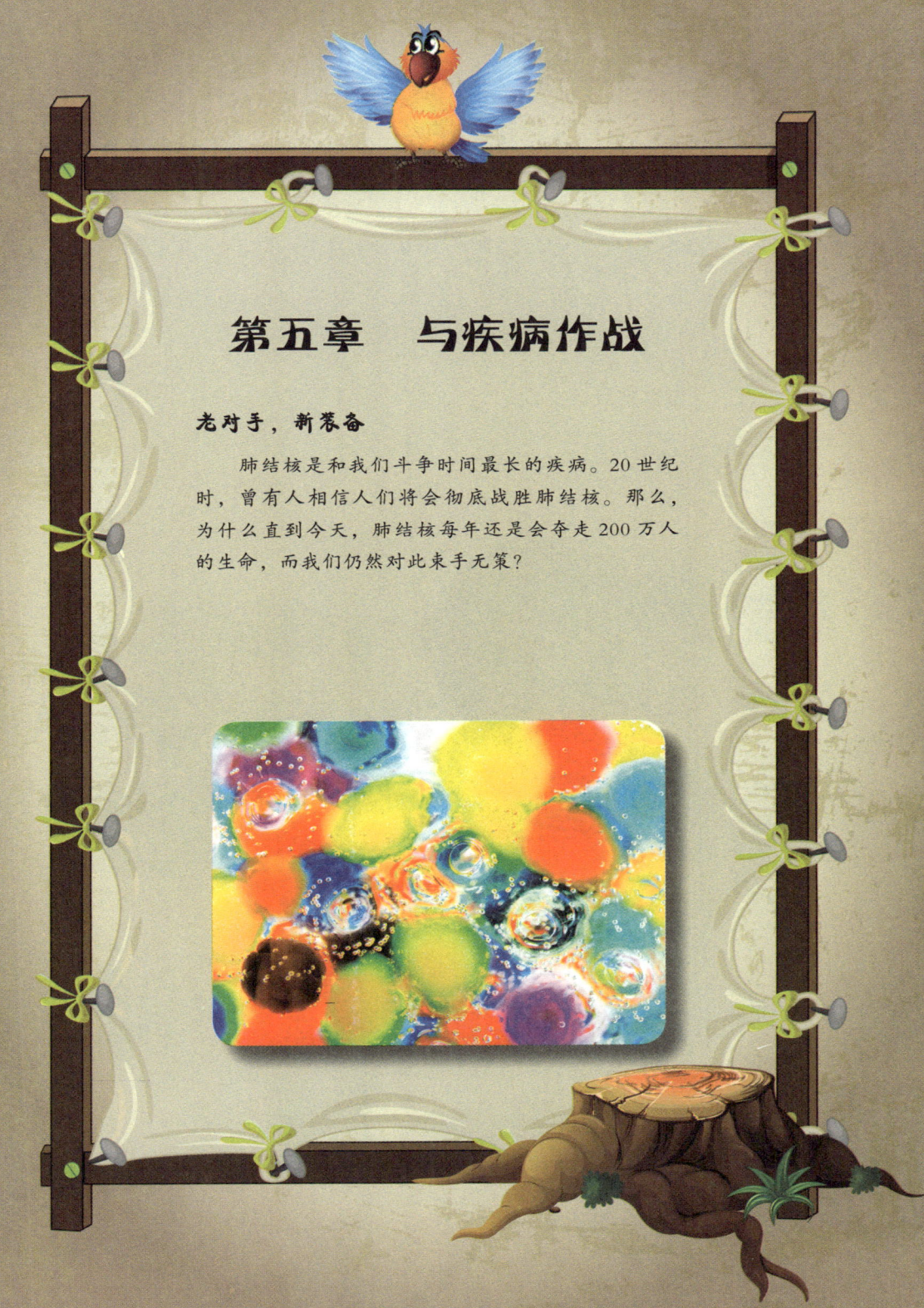

21 耐药性

▼ 发展中地区，诸如撒哈拉沙漠以南的非洲国家和亚洲东南部，都是肺结核的高发区，其中生活贫困、营养不良人群是肺结核的易感人群。

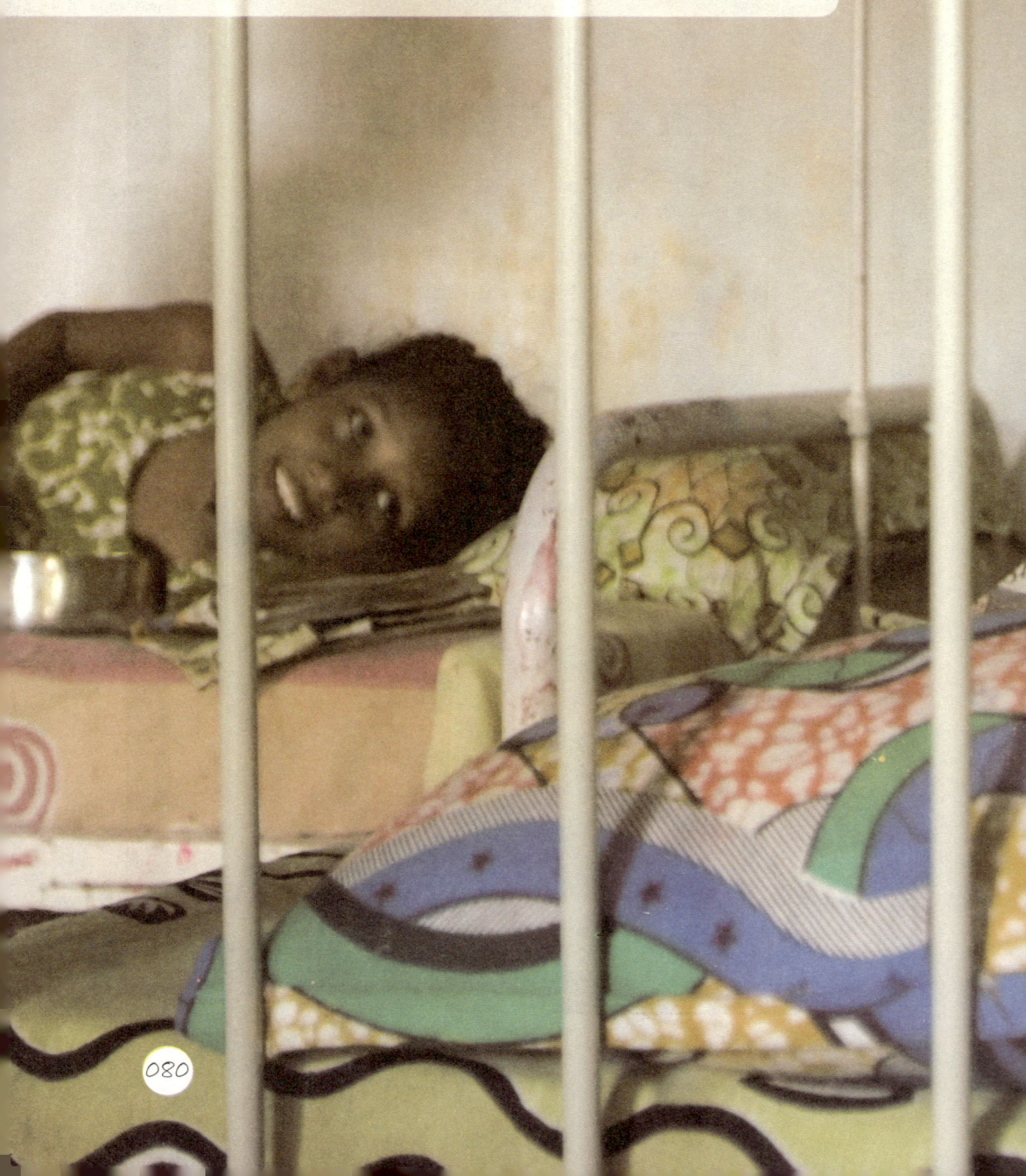

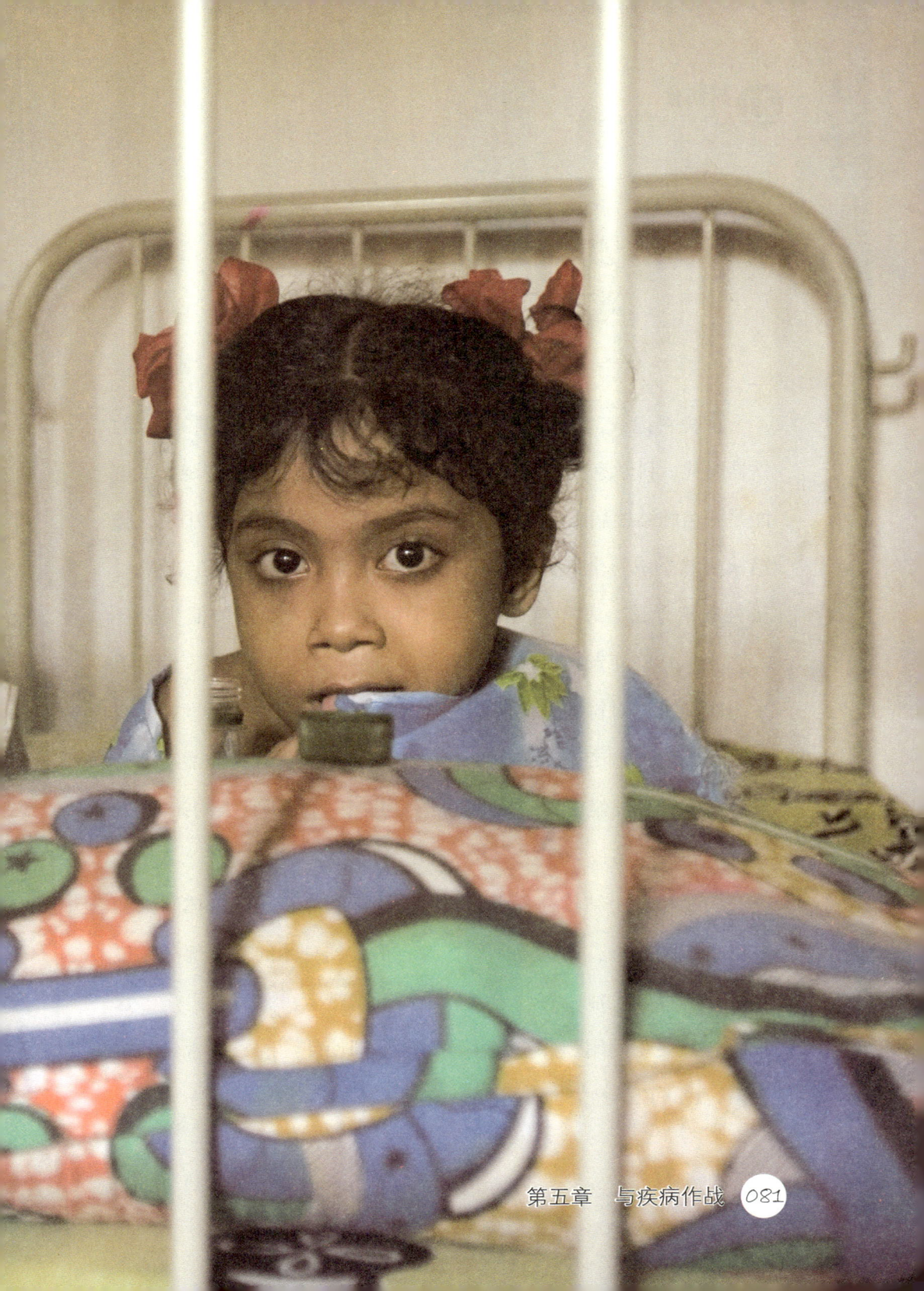

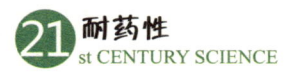

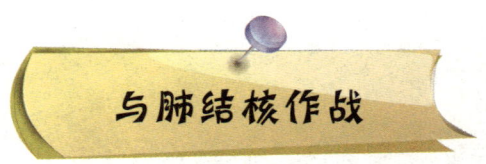

与肺结核作战

据史料记载，最早的肺结核病例很可能发生在公元前300年的铁器时代。科学家找到一具遗体，其受损的脊椎使他们怀疑，这可能是一名肺结核病患者。在链霉素发现之前，直到20世纪中期，肺结核仍然是威胁全人类的致命杀手。链霉素的诞生，加上出生时接种的卡介苗，使得这个致命杀手第一次在人类面前低头。

自从1988年起，肺结核又有了蔓延的趋势。1993年，世界卫生组织又宣称对付肺结核需要"全球戒备"。据估计，世界上有1/3的人口感染肺结核，不过，绝大多数属于潜伏性或非活动性，没有咳嗽或者发烧等肺结核的症状。但是，每年仍有大约900万人患上活动性肺结核，症状明显，有生命危险。

肺结核是由结核杆菌引起的，这种细菌先是导致人体肺部和淋巴系统的感染，用不了多久，就会扩散到身体的其他部分，最终出现各种并发症。有些患者只是病毒携带者，并没有发病。这种患者只要正确用药并坚持一段时间，即使使用的只是常见的抗生素，也可以治愈。

现在，100多个国家和地区都发现了多重耐药结核菌。唯一能对付这种细菌的药物非常昂贵，且治疗时间长，使用起来也十分危险。研究发现，肺结核常与艾滋病相伴而生。这是因为艾滋病会破坏人体的免疫系统，降低抵抗病菌的能力，肺结核便可以乘虚而入。另外，肺结核也会加速患者体内艾滋病的病毒复制。但是，目前来说，出现这种现象的原因还不得而知。

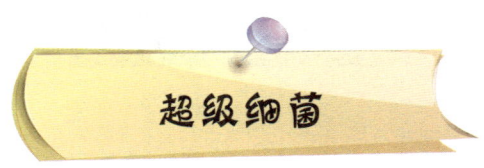

超级细菌

金黄色葡萄球菌是寄居在人体皮肤和鼻腔内的细菌。有一种叫甲氧西林的抗生素曾经可以清除这种细菌。但是，葡萄球菌变异后产生了耐药性，耐甲氧西林金黄色葡萄球菌也就因此而得名了。全世界有30%的人群携带有这种细菌，日常情况下这并不影响他们的健康。若是你不小心割伤了自己，处理不当，致使伤口流脓，此时就很可能发生金黄色葡萄球菌感染。在很多病例中，人体自身的免疫系统完全有能力治愈这种感染。可一旦住院治疗，在细菌密布的环境中想要自愈，就不太可能了。耐甲氧西林

21 耐药性
st CENTURY SCIENCE

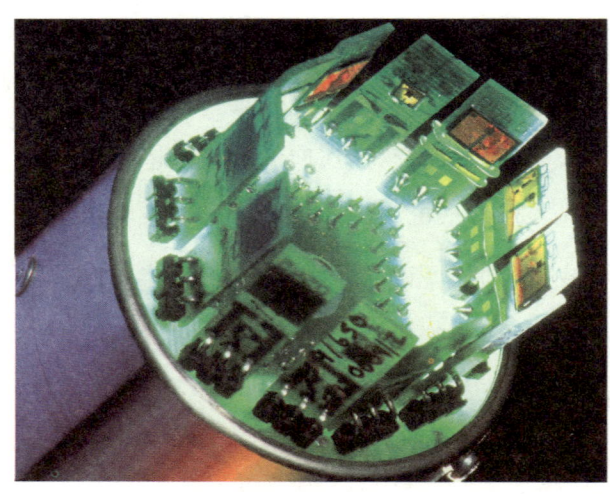

◀ 这是一张电子鼻设备探测头的特写照片。这种设备可以通过气味探测物体。

金黄色葡萄球菌感染是医院感染的常见病例，据估计，20个进过医院的美国人中就有1个人会患上某种类型的医院感染，每年因此而丧生的人数高达9万人。

耐甲氧西林金黄色葡萄球菌

甲氧西林和氟氯西林这两种抗生素曾经对治疗感染效果极佳，而现在，恐怕只有万古霉素才是最好的选择了，可是这种抗生素价格昂贵，还可能引起毒性反应。自从2004年开始，就有病历显示有细菌对万古霉素也产生了耐药性，这种细菌被命名为耐万古霉素金葡菌。

于是人们意识到，很快，那些我们无法治愈的感染就会向我们宣战了。即使接受治疗，耐甲氧西林金黄色葡萄球菌感染的治愈率也只有75%，每年仍然有5000人死于这种疾病。

耐甲氧西林金黄色葡萄球菌并不局限于医院感染。科学家发现，有些人近期没有去过医院，也没有使用过抗生素，身体状况一直良好，可在他们身上也找到了这种超级细菌，这就是所谓的社区感染。这种感染如果发现及时，就可以用普通的抗生素治疗，不需要用到药性极强的甲氧西林。

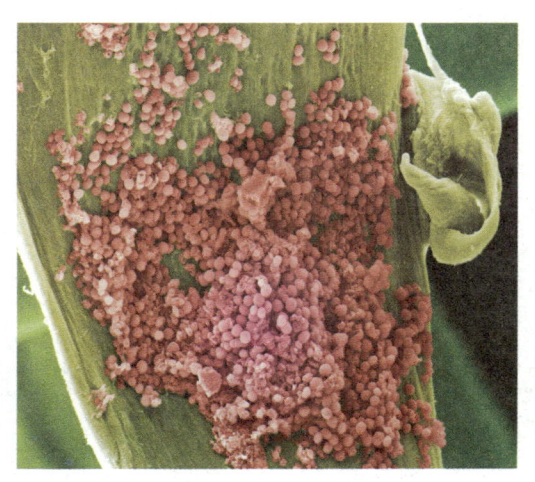

▶ 全球30%的人口都携带耐甲氧西林金黄色葡萄球菌，日常情况下这并不影响他们的健康。

课题研究：

清除病毒

研究内容：科学家希望找到能够快速治疗细菌感染的新技术。传统的病理研究方法主要以实验室研究为主，这种方法有很多不足之处，如成本太高、耗时耗力、收效慢，以及对患者缺乏实际的帮助。

研究团队：这项研究的主要负责人是英国scensive科技有限公司的里塔本·杜塔博士。此外，英国和印度的多家医院的医生和研究团队也参与到了此项研究中。

研究过程： 研究人员在研究中引入了电子鼻设备，他们想知道这种设备是否能够"嗅"出细菌感染。他们选取了600名患耐甲氧西林金黄色葡萄球菌感染的病人，提取他们耳部、鼻腔、喉部的分泌物作为研究样本。经过研究，杜塔博士研制出一种智能感应系统，能够通过"嗅"出细菌的方法，帮助患者治疗疾病。

研究结论： 电子鼻完全可以检测出是否存在感染。这种设备能够准确地发现沙门氏菌葡萄球菌的三种株菌病毒，成功率高达99%。这对将来研究检测细菌的医疗设备具有重要的意义。

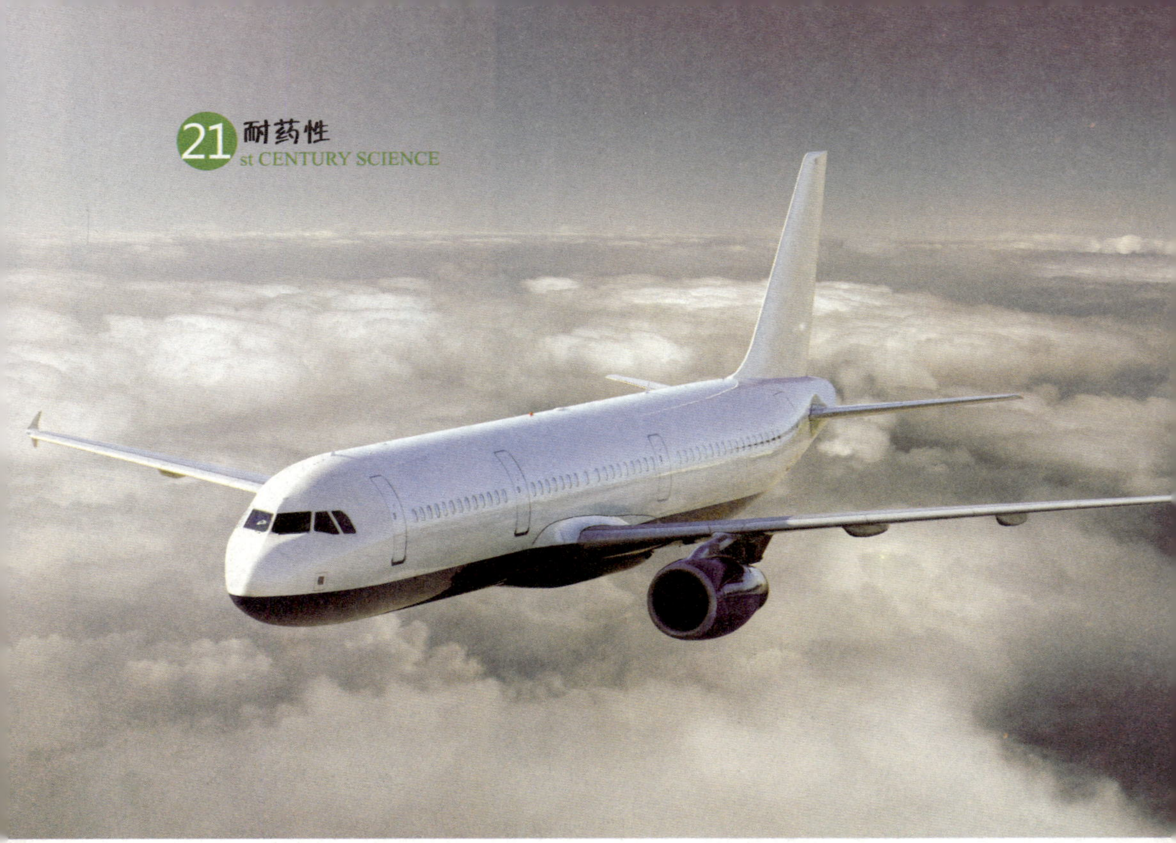

21 耐药性
st CENTURY SCIENCE

▲ 超级细菌搭载飞机就可以在世界的任何角落安家落户。不管人们因为何种目的出行,要知道,细菌和感染无处不在。

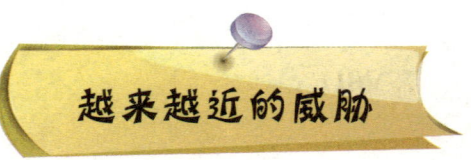
越来越近的威胁

人们已经面临着太多的"健康杀手"。现在,细菌感染又成为我们亟待解决的问题。总有一天,超级细菌也会跳出来捣乱,使我们处于内忧外患的状况。这其中的部分原因要归咎于全球健康保健的监管不力，比如，人们长途跋涉到几千公里以外的国家去做整形手术，只是因为价格更低廉，殊不知，这样做会使微生物到处流窜；再者，医院这种环境是微生物大量滋生的地方，可目前的管理措施却令人担忧。

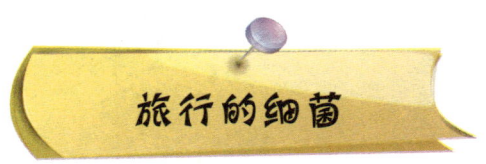

旅行的细菌

美国、加拿大、英国、希腊、法国、中国和南美的多家医院联合报道了一种肠杆菌科细菌的最新情况。在以往治疗严重感染时，碳青霉烯类抗生素是最有效的药物。可是，肠杆菌科细菌已经突破了最后一道防线，产生了耐药性。

很多人的内脏器官中都有肠杆菌科细菌，它一般不会威胁人体健康。在它变异前，碳青霉烯类抗生素可以治疗由它引起的感染。但是，印度、巴基斯坦、土耳其和其他国家有病例表明这种细菌发生了变异，产生了耐药性。变异后的细菌也已经传播到了欧洲，它们会对免疫力差的人群构成威胁，一旦感染，就是致命的，因为目前还没有药物能够彻底杀死变异后的肠杆菌科细菌，

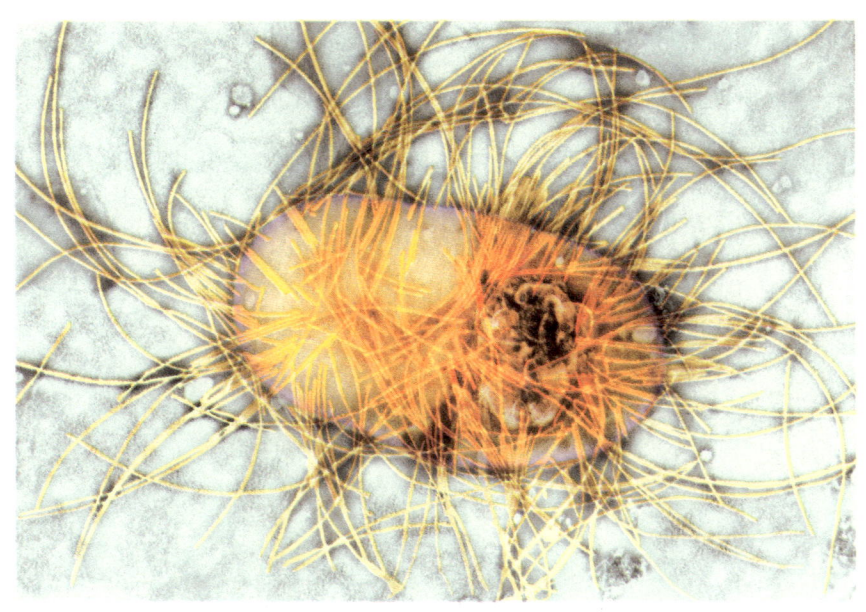

▲ 肠杆菌科细菌的鞭毛像头发丝一样细,可以帮助细菌四处活动。

医院能做的只是密切关注被感染者的最新情况。目前,已经有相关的制度出台,规定一旦发生此类感染必须实施严格监控。

碳青霉烯类抗生素在印度的销量非常大,所以这里患者体内细菌的耐药性增长迅速。据医生讲,医院感染的病例中,肠杆菌科细菌感染的病例相当有限。尽管如此,仍需密切关注这种细菌的发展态势,不能再出现像耐甲氧西林金黄色葡萄球菌感染那样的严重事件。

课题研究：

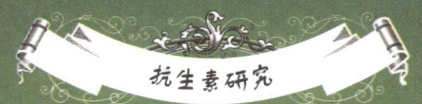

抗生素研究

研究内容：自从第二次世界大战爆发以来，抗生素的生产和使用空前增长，研究的目的是找出自然环境中微生物的耐药性是否与这种行为有关。

研究团队：英国纽卡斯尔大学的戴维·格雷姆教授和简·多尔芬博士，斯特拉思克莱德大学的查尔斯·科纳普博士，以及荷兰瓦赫宁根大学的菲利普·艾尔博士，他们都是此次研究的成员。

研究过程：研究人员选取1940年至今的土壤作为研究对象。从大量的土壤细菌中提取DNA，将其分类研究，并运用分子生物学方法分析每组细菌标本的基因组成，这样就能得到预测细菌潜在耐药性的有效信息。

研究结论：在78%的细菌样本中，它们耐药性的基因数量逐年增长，近20年为高发期。这种研究针对抗生素的四种主要类型，研究细菌对它们产生耐药性的增长情况。其研究结果可以在人类和动物的疾病治疗中起到指导作用，具有重要的意义。

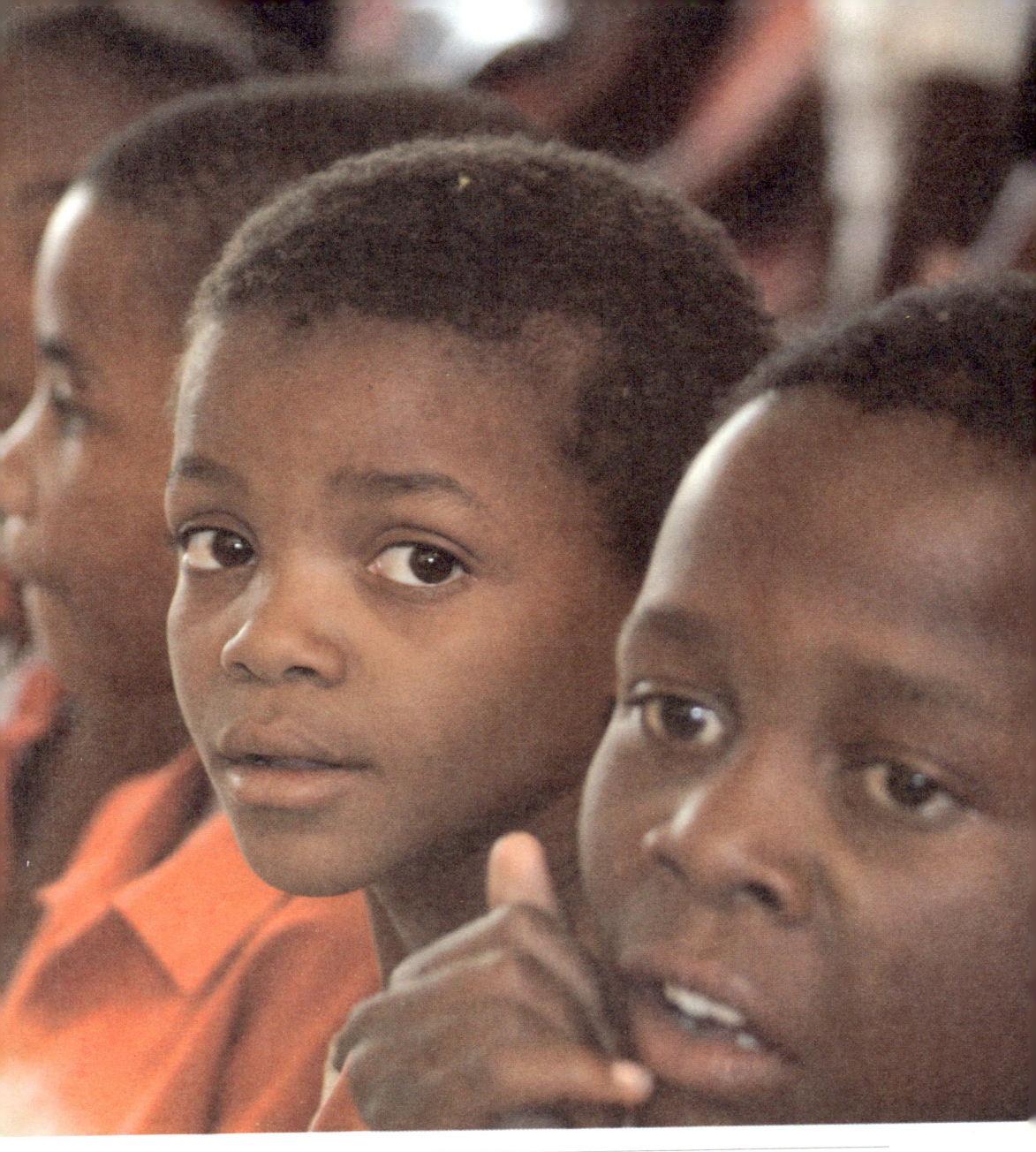

▲ 全球每天有1800名儿童感染艾滋病,这种情况主要集中在发展中国家,以母婴传播为主。

耐药性

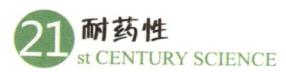

HIV/艾滋病

现在，全球有超过4000万HIV感染者/艾滋病患者。引起艾滋病的就是我们熟知的HIV，即人体免疫缺陷病毒。这种病毒破坏人体的免疫系统，使患者逐渐丧失抵抗疾病的能力。HIV/艾滋病有三种主要的传播途径：性传播、血液传播、母婴传播。

自从20世纪90年代中期以来，抗逆转录病毒疗法研制成功，再加上是三四种药物进行治疗，从此HIV/艾滋病得到了有效的控制。高效抗逆转录病毒治疗的费用非常高，它通过联合三种或三种以上的抗病毒药物来治疗HIV/艾滋病，这样就可以同时破坏病毒的各个部分，将它们歼灭。

可是现在，连这种治疗方法也被病毒打败了。HIV的复制率非常快，它主要攻击人体内一种重要免疫细胞——CD 4细胞。破坏了它们，HIV就可以加速复制，战胜我们的免疫系统。看，HIV越来越聪明，已经改进了以往通过基因突变抵抗药物的方式。最终，艾滋病患者将面临无药可医的境地，这种变异后耐药性极强的病毒还会四处传播，引发恶果。

科学生涯

布兰登·拉德尔博士是世界上顶尖的HIV耐药性研究专家。目前，他负责英国一家名为创新型反应数据库的非营利性机构，监控并研究全球HIV的耐药性发展情况，并试图解开耐药性的基因变化之谜。

一日掠影……

20年来，拉德尔博士主要运用实验室研究方法研究HIV及其他的菌种，分析它们对不同药物的反应。此外，他还利用业余时间遍游了欧洲和美国。

21 耐药性

斯人斯语……

"第一批研制的治疗艾滋病的药物属于单一疗法。只给病人服用单一药物的结果是,所有病人身上的细菌都产生了耐药性。这使我们想到,如果同时运用几种药物一起治疗,效果应该会更明显。于是,联合用药的治疗方法问世了。这种方法安全、见效快,在医学界掀起了一场革命。 我现在工作的这家机构正在进行一项非常重要的研究,总结出这种治疗方法的成功之处和不足之处。然后根据这些信息,借助计算机建模技术,有望改进现在的艾滋病治疗方法。"

疟疾

比起其他疾病，疟疾是一种更加疯狂的健康杀手。它最善于攻击年幼的孩子，每30秒就会夺走一个孩子的生命。疟疾病毒已经对现有的药物产生了耐药性，这使得人们对它的治疗难上加难。

1880年，法国医生夏尔·路易·阿方斯·拉韦朗找到了疟疾的传播者、一种单细胞寄生虫——疟原虫。疟原虫寄居在一些特殊种类的雌性蚊子的唾液里，以此进行传播。人一旦受到感染，也可以传染给其他人。研究发现，90%的疟疾病例都发生在撒哈拉沙漠以南的非洲地区，这是因为疟疾的主要传播者疟蚊，特别是冈比亚按蚊在这一区域随处可见。恶劣的居住环境、战争、落后的医疗卫生条件、到处流窜的难民都会助长疟疾的蔓延。

从上个世纪开始，人们将消灭蚊子列入了防治疟疾的工作中，并研制出一种毒性很强的化学制剂滴滴涕来对付疟原虫。人们到处喷洒大量的滴滴涕，希望将疟蚊一网打尽。没想到，疟蚊并未因此销声匿迹。不仅如此，基因突变后的疟原虫很快就卷土重来了。

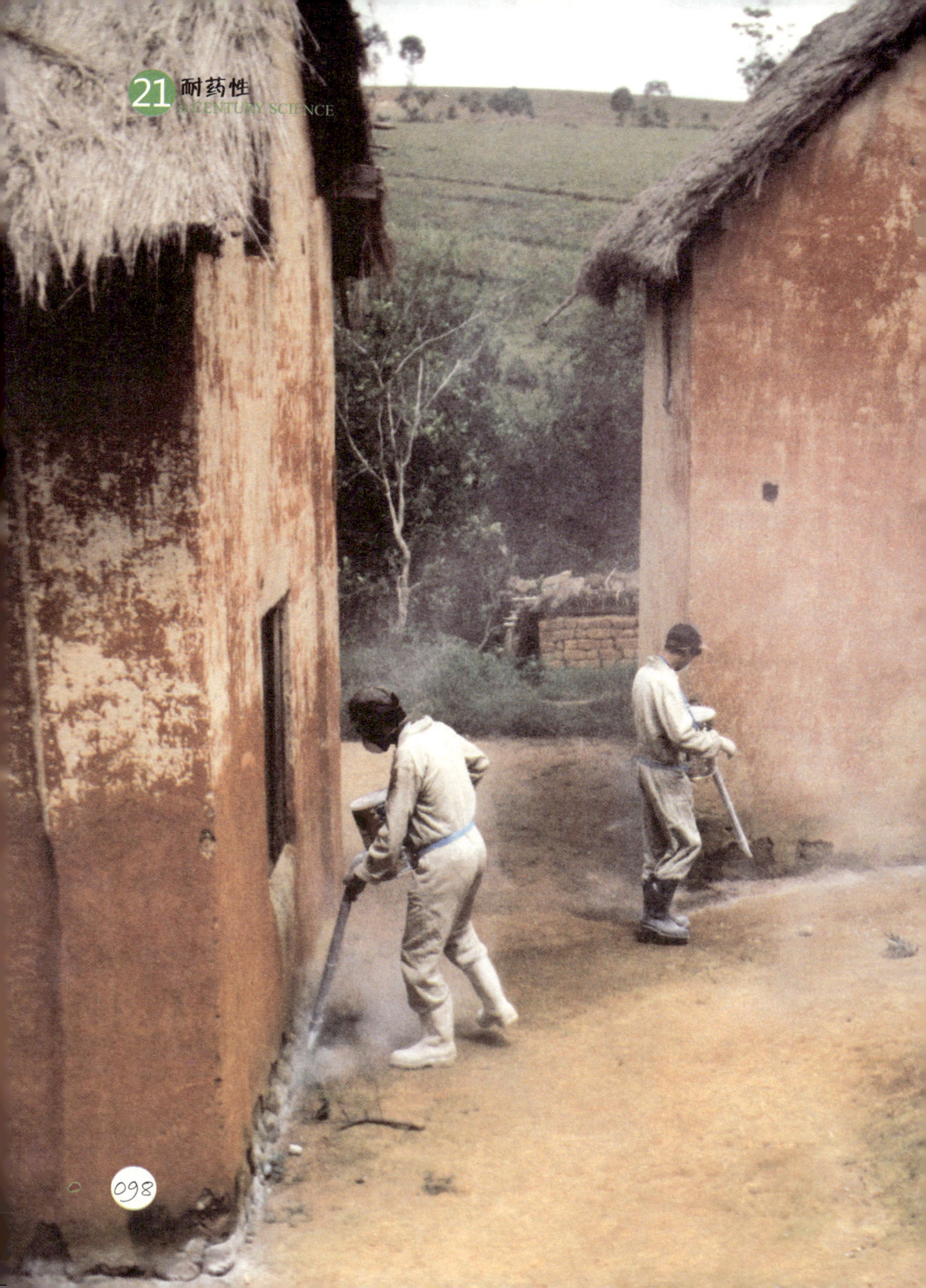

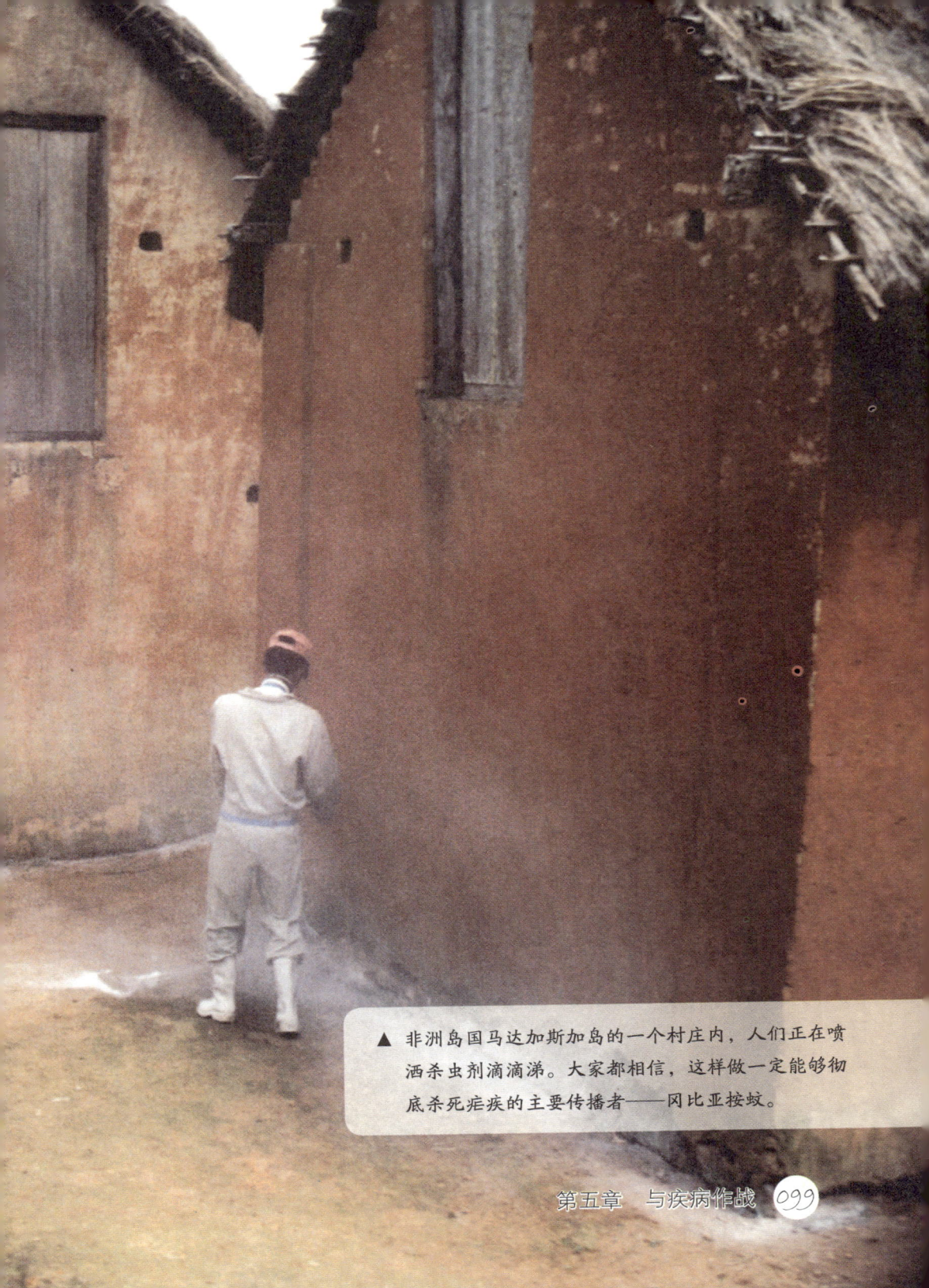

▲ 非洲岛国马达加斯加岛的一个村庄内,人们正在喷洒杀虫剂滴滴涕。大家都相信,这样做一定能够彻底杀死疟疾的主要传播者——冈比亚按蚊。

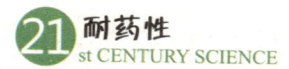

21 耐药性

人们又尝试了药物疗法,1946年,耐氯喹被首次用到疟疾治疗中,在很多年里,由它制成的药物一直效果极佳。但是,只要有一种疟原虫产生耐药性,疟疾就会改头换面,不受药物控制。那时,它们将所向无敌。

自从20世纪70年代开始,至少有七中抗疟疾的药物问世,但每一种药物都有某种疟原虫对它产生耐药性。这些药物价格昂贵,副作用大,实在不是患者最理想的选择。于是,人们从中药青蒿中提炼出青蒿素,由它制成的合成药对疟疾的治愈率高达95%。世界卫生组织说青蒿素不能单独使用,必须和其他药物联合使用,这有点像前面提到的艾滋病的治疗方法。不过,现在东南亚地区有病例显示,细菌对青蒿素也产生了耐药性。

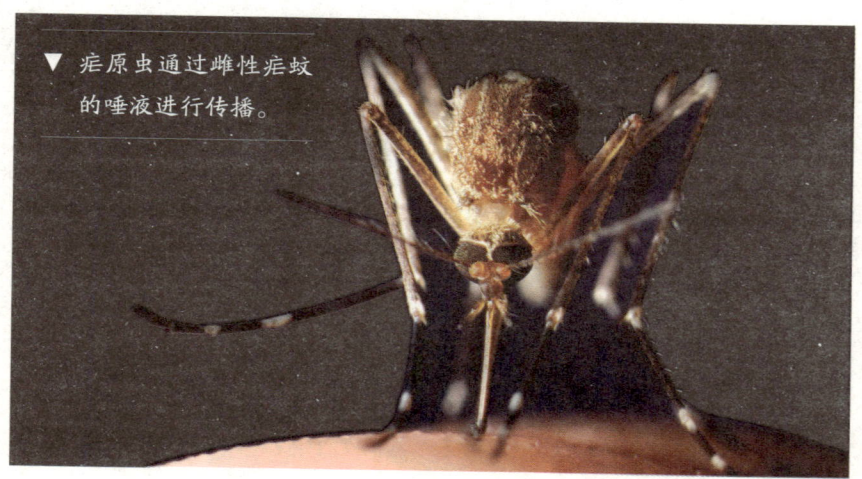

▼ 疟原虫通过雌性疟蚊的唾液进行传播。

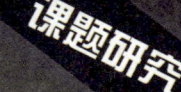

研究内容： 冈比亚按蚊的存活期只有10—14天，有的甚至更短。这就是说，不可能有大量的冈比亚按蚊传播疾病，可事实却恰恰相反。那么，为什么冈比亚按蚊传播疟疾的能力如此之强呢？

研究团队： 彼得·毕林斯利博士来自苏格兰阿伯丁大学生物科学学院，是此项研究的主要负责人。他在阿伯丁大学从事科研工作，和国外很多研究机构都有合作。

研究过程：研究人员在实验室里养殖了一群冈比亚按蚊，用它们做了大量的实验。进行实地研究的科学家也作出了极大的贡献，他们从不同的地方搜集蚊虫标本，运用包括卫星追踪技术在内的多种技术手段，了解冈比亚按蚊的活动情况。

研究结论：冈比亚按蚊体内的分子结构对它们传播疟疾的能力起到了至关重要的作用。给冈比亚按蚊服用抗生素后，它们的传播能力明显降低，连存活期也缩短了。这些方法都能够进一步减弱它们传播疟疾的能力。

第六章　掌控全局

寻求解决之道

　　耐药性是人类共同面临的严重问题。我们需要知己知彼，才能百战百胜。于是，科学家搜集了全球范围内各种细菌耐药性产生途径的最新研究信息。

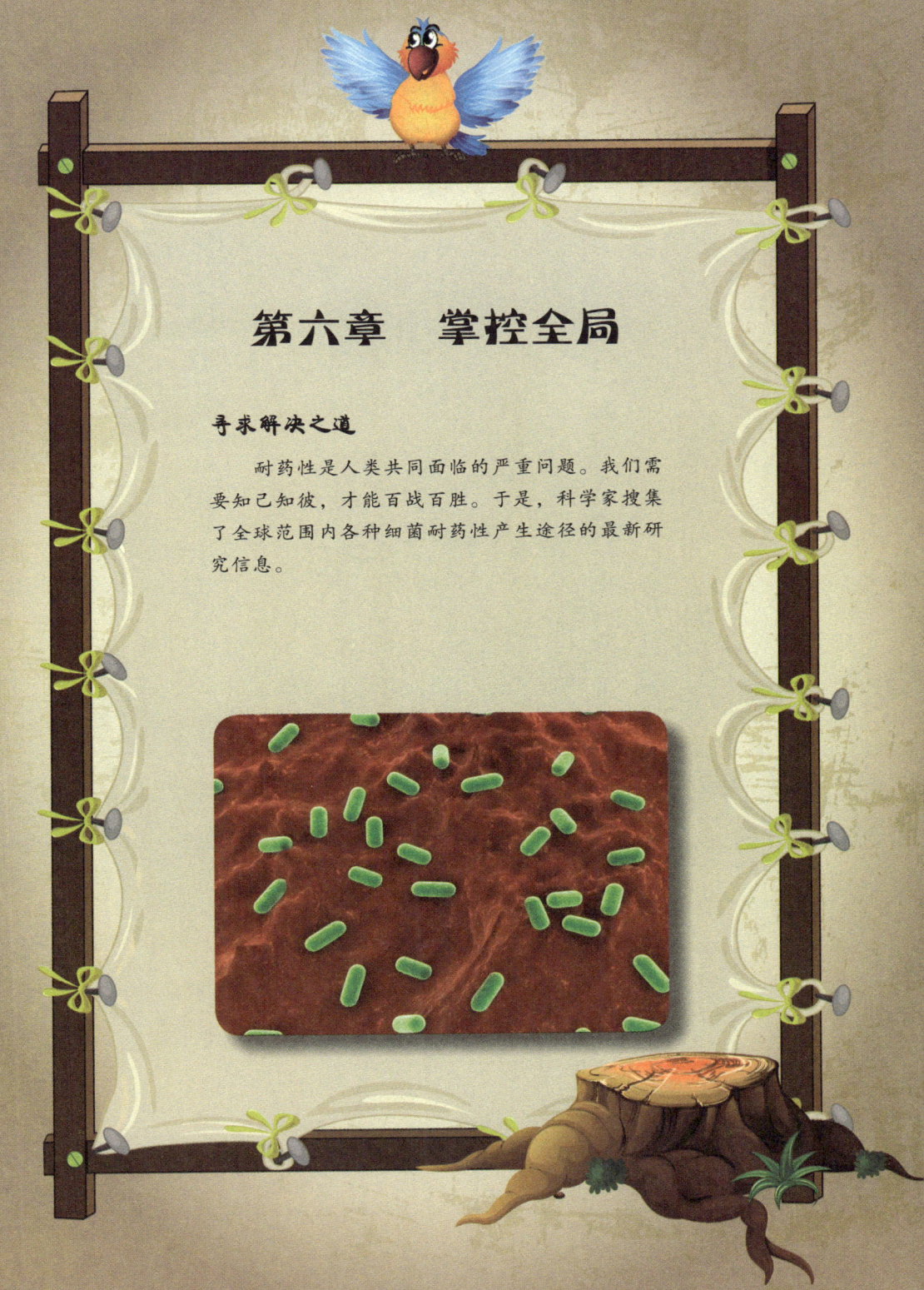

21st CENTURY SCIENCE
耐药性

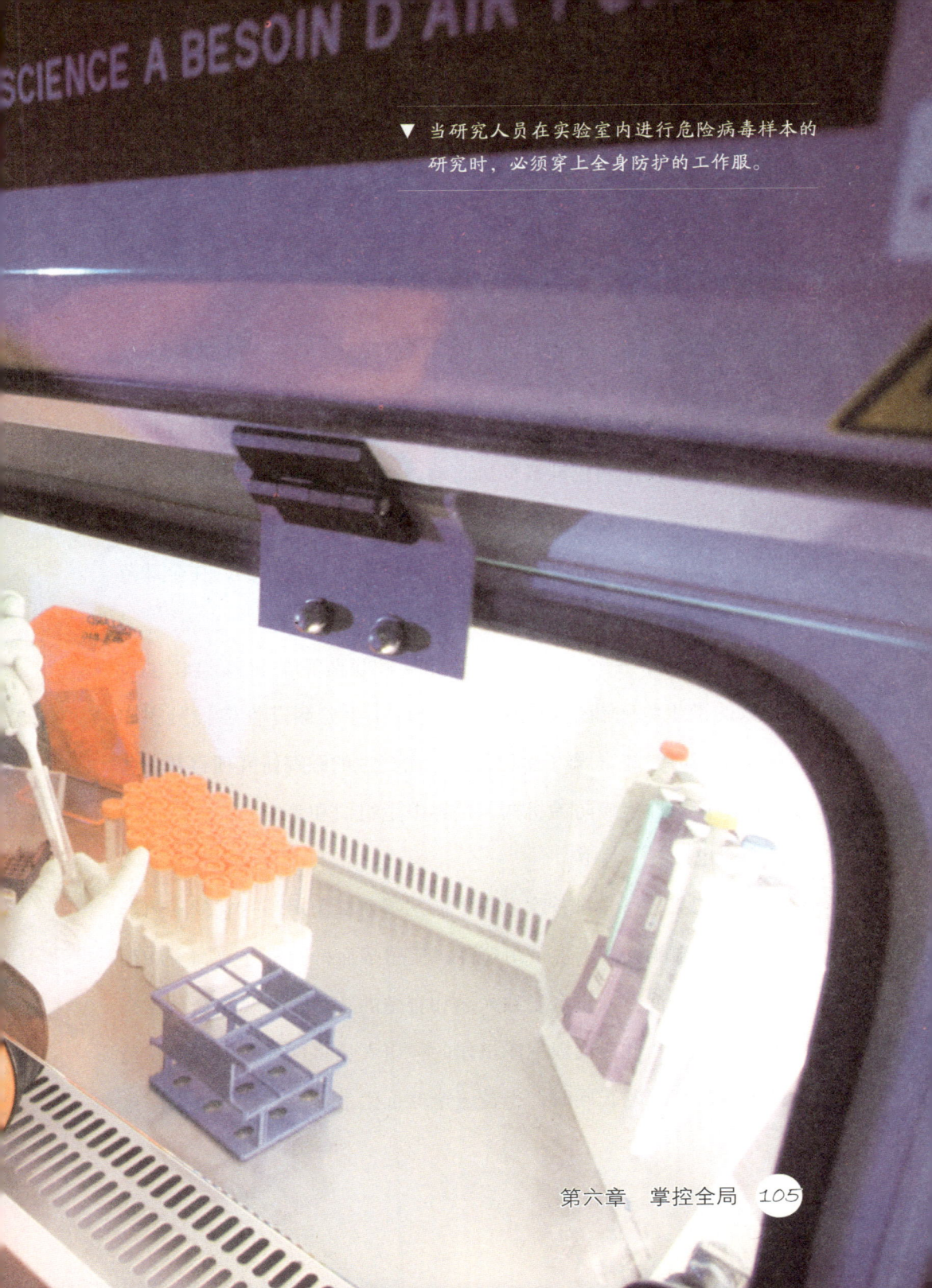

▼ 当研究人员在实验室内进行危险病毒样本的研究时，必须穿上全身防护的工作服。

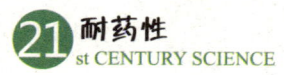

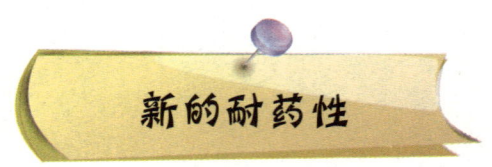

只要有一种微生物产生了耐药性，就意味着会有新的、很难对付的传染性疾病正准备伺机而动，大面积蔓延。这个新的劲敌要做到这点很容易，看看我们自己设计的遍布世界的交通网就知道了。所以，医学专家必须密切监视感染的最新病例，在全球范围内进行跟踪研究。

1998年，一个名为"慎用抗生素联盟"的机构组建了世界级的微生物耐药性数据库——全球抗生素耐药性咨询数据库（GARRD）。它汇集了全世界关于耐药性的跟踪研究项目和一些权威的传染性疾病防治机构，世界卫生组织和美国疾病控制与预防中心也被囊入其中。

2002年，科学家首次发现了流感嗜血杆菌对治疗它的一组药物——喹诺酮——产生了耐药性。流感嗜血杆菌是导致肺炎和脑膜炎的罪魁祸首，它会导致人脑和脊髓的感染，危及生命。在全球抗生素耐药性咨询数据库工作的科研人员将这种新出现的耐药性列为研究课题。同时，得益于全球抗生素耐药性咨询数据库这

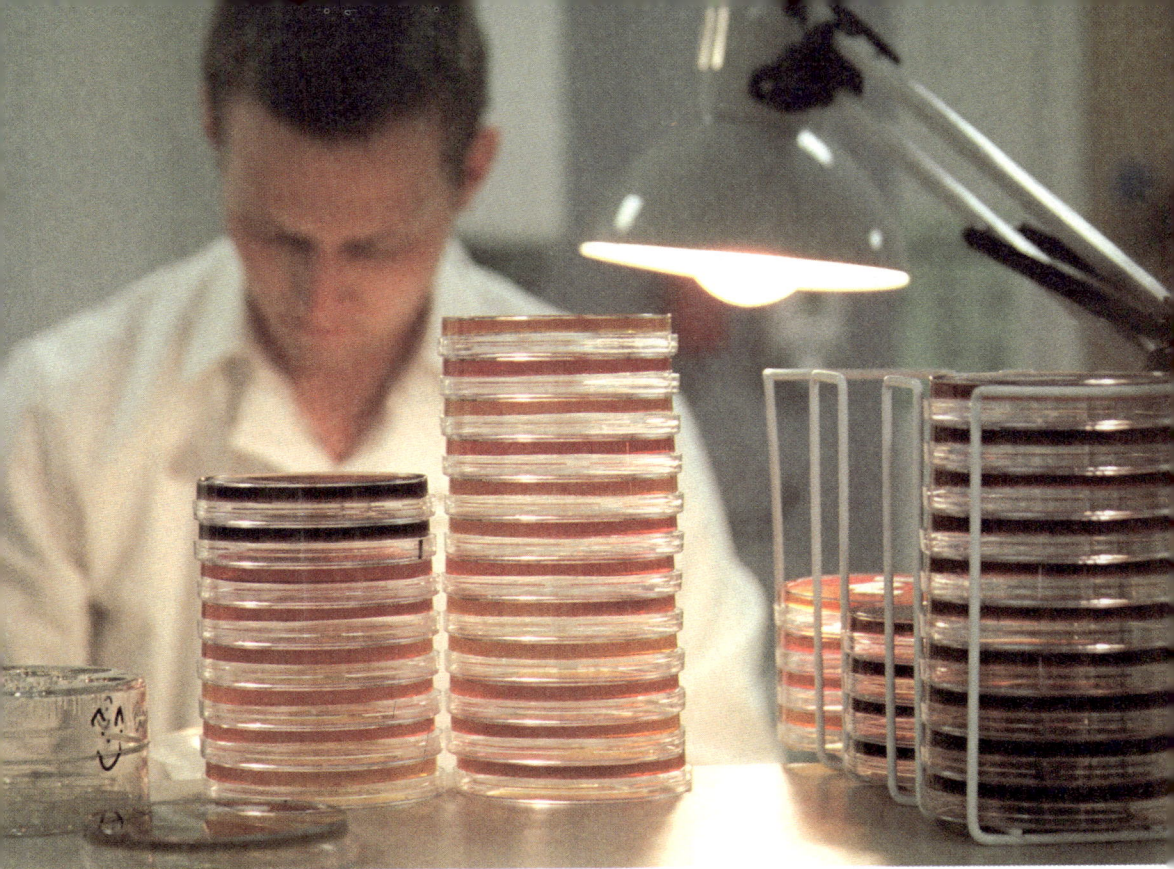

▲ 利用实验室技术培养病人体内提取的细菌样本，研究人员就可以确定现存细菌的种类。培养皿就是这项工作的"研究基地"。

个强大的信息交流平台，全世界从事相关研究的科学家也都纷纷贡献了很多有价值的信息，这极大地丰富了研究成果。此外，全球抗生素耐药性咨询数据库里储存的所有信息还用于对公众进行普及性教育，并联合大家的力量监测耐药性的发展状况。

现在，欧洲耐药性监测网已经和欧洲各国的科研机构全面联网，这进一步提高了科研工作的效率。

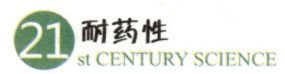

我们的责任

人们对抗生素的不当使用已经长达数十年之久。我们虽然感到惋惜，但也无可奈何。我们如今能做的，就是广泛宣传，让人们正确地使用这些药物，使他们在今后的生活中避免更多的伤害。

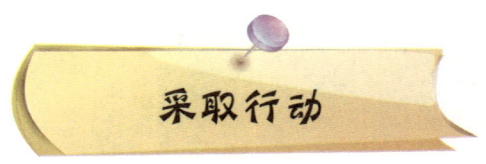

过去几年里，各国都进行过科普知识的宣传活动，让人们了解滥用抗生素的危害。但是，仍然有很多人对此不甚了解。相比北欧各国，南欧的一些国家（如希腊、西班牙）的人们的耐药性程度就显得更高，斯堪的纳维亚国家的人们的耐药性程度最低。

美国食品药品监督管理局与美国疾病控制与预防中心携手合作，联合发起了一个名为"保护自己：正确使用抗生素"的活动，教育民众不能滥用抗生素。

1. 大部分常见的普通感染是由病毒引起的，而不是细菌。只有在细菌引发感染的情况下，才能要求医生开抗生素类的药物；
2. 服药时一定要谨遵医嘱，如果没有按照疗程服用，抗生素就不能消灭身体里最危险的细菌，反而会留下隐患；
3. 由于病情不同，不能随便服用开给别的患者的抗生素；
4. 在家中不要使用过多的消毒杀菌类产品，抗菌类肥皂的清洁程度不仅不如普通的肥皂，还会在自然界中增强细菌的耐药性，另外，清水冲洗更加重要；
5. 彻底清洗双手才能阻止病菌传播。

▼ 要根据病情选用对症的抗生素，否则弊大于利。

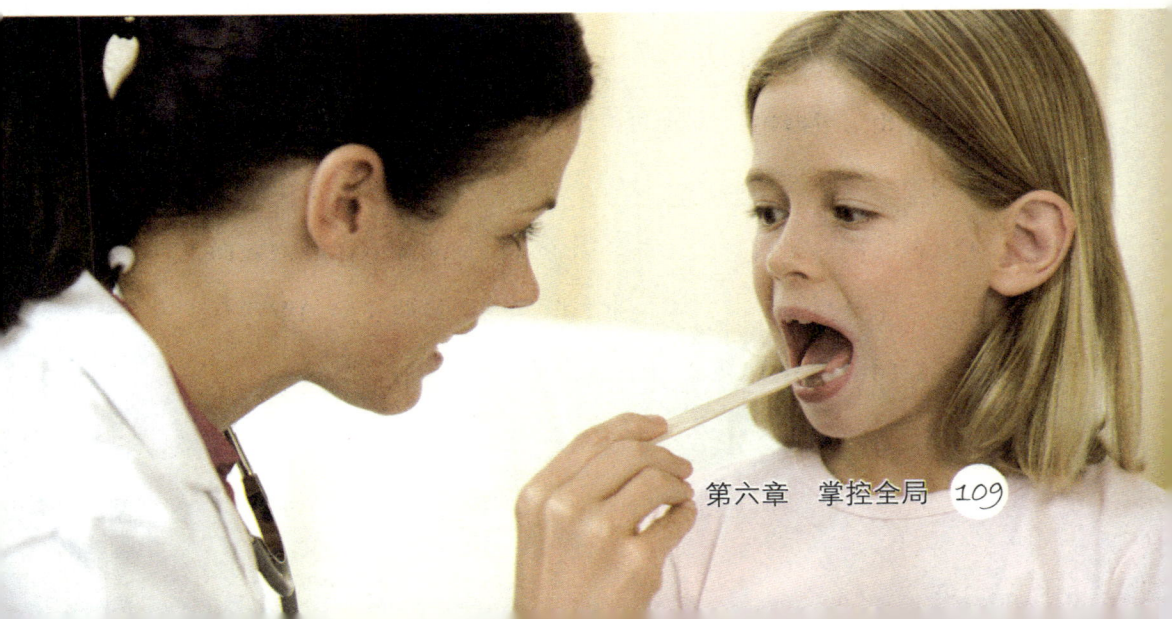

21 耐药性

科学生涯

来自美国马萨诸塞州塔夫斯大学的斯图尔特·利维教授现任教于波士顿医学院，他的主要研究方向是分子生物和微生物学。1992年，他出版了《抗生素，进退两难》一书，旨在警示全人类滥用抗生素的危险。现在，这部畅销书已进入第二版的印刷阶段。1981年，他成立了慎用抗生素联盟。

一日掠影……

利维教授身兼数职，既是适应遗传学研究中心和塔夫斯大学耐药性研究中心的科研人员（主要研究用来对抗耐药性的新的药物和治疗手段），又是慎用抗生素联盟的创办人，同时他还经营着一家医药公司。利维教授偶尔会接受媒体采访，在电视、报纸或是杂志的封面上亮亮相。

斯人斯语……

"全球都在为耐药性的研究而努力，这使我感到非常欣慰。慎用抗生素联盟的创办就是为了和大家共享成果，提高科研质量。我们也不能忘记一些资源匮乏的'黑暗角落'，特别是非洲，那里更应当引起我们的关注。"

21 耐药性
CENTURY SCIENCE

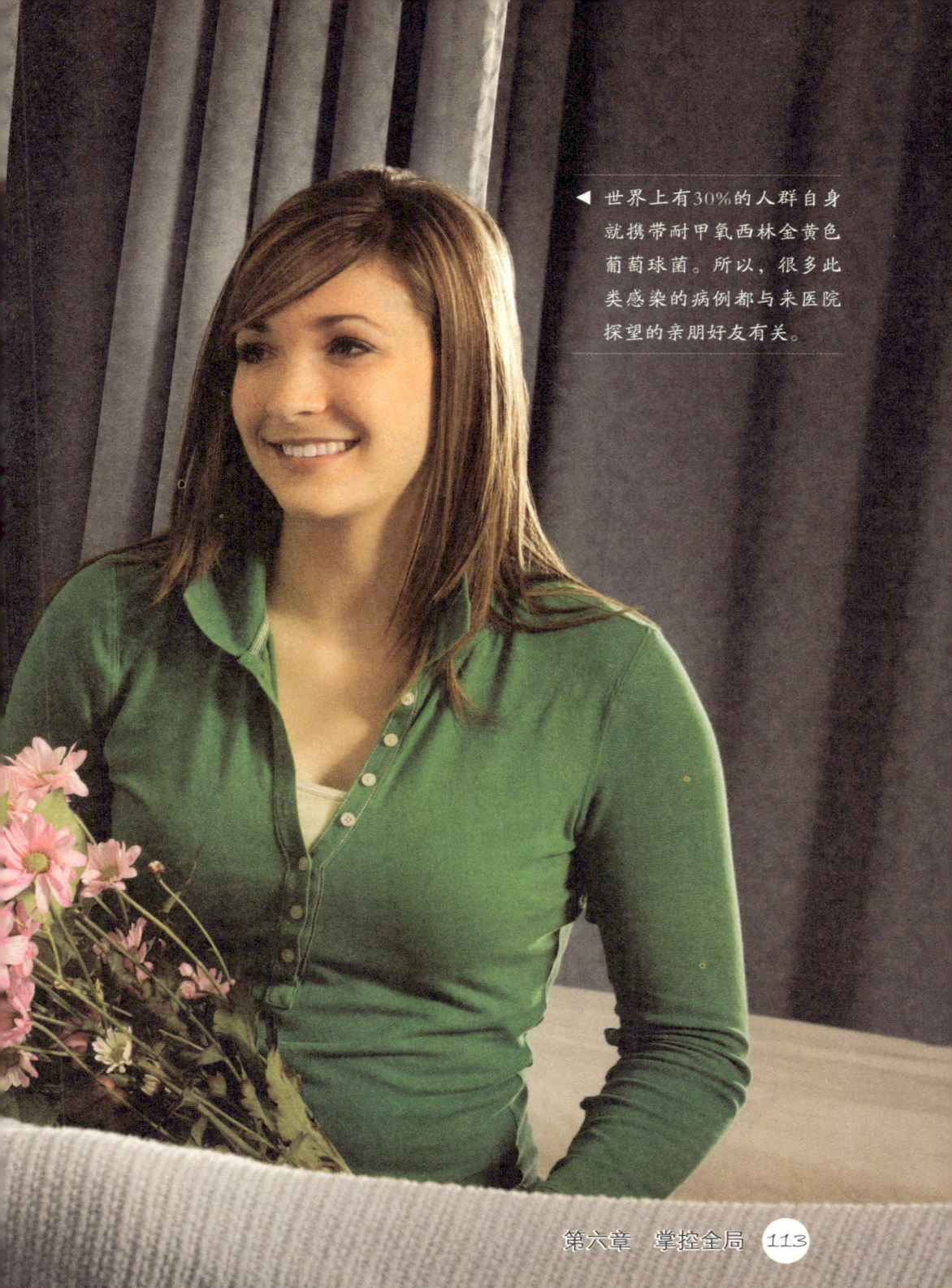

◀ 世界上有30%的人群自身就携带耐甲氧西林金黄色葡萄球菌。所以，很多此类感染的病例都与来医院探望的亲朋好友有关。

第六章 掌控全局

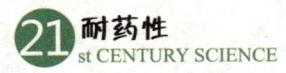

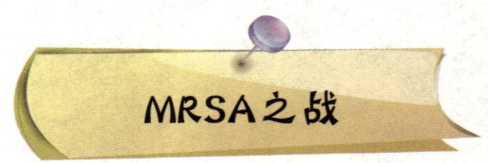

MRSA之战

　　MRSA就是前面数次提到的耐甲氧西林金黄色葡萄球菌。这种超级细菌在美国已经成了亟待解决的严重问题，美国疾病控制与预防中心的最新数据表明：每年有9万人死于耐甲氧西林金黄色葡萄球菌感染。每20个美国人里就有一个通过医院感染的方式患上这种感染。但碍于法律条款，美国并没有将这些可怕的数据公之于众。曾有一项研究表明，美国的耐甲氧西林金黄色葡萄球菌感染患者中高达60%的病人对药性最强的抗生素已经产生了耐药性。美国疾病控制与预防中心采取了一系列措施试图控制感染的扩散，包括科普知识的宣传活动和病人的跟踪研究。

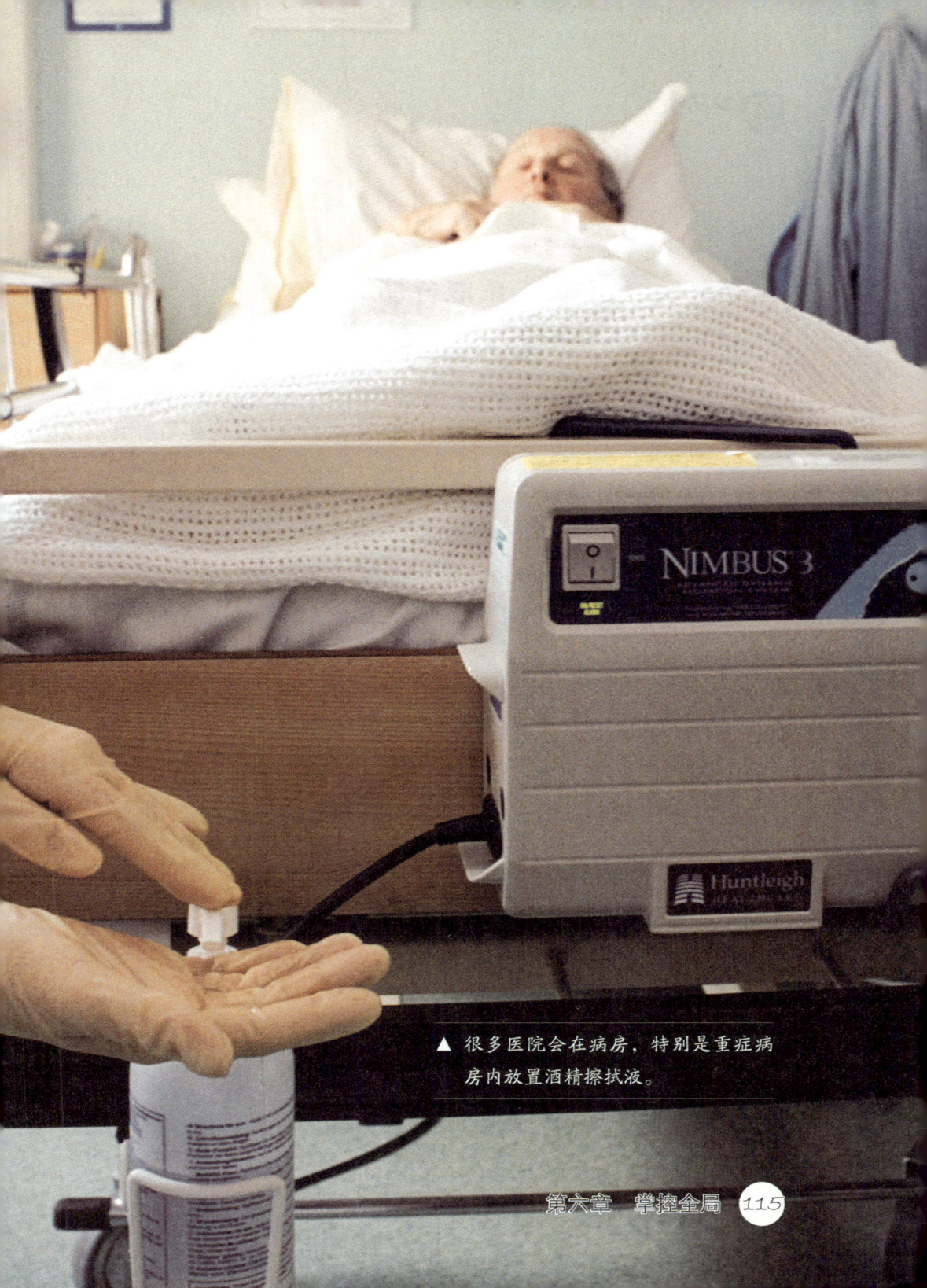

▲ 很多医院会在病房,特别是重症病房内放置酒精擦拭液。

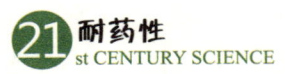

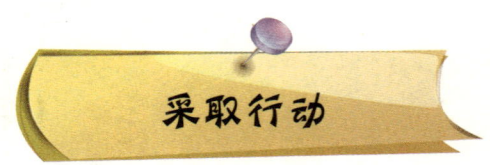

　　欧洲有些国家规定医院必须上报耐甲氧西林金黄色葡萄球菌的感染病例。很多医院也积极进行宣传，提醒病人和访客要意识到清洗双手的重要性。如果缺乏卫生保健意识，医务工作者和来访者都会成为耐甲氧西林金黄色葡萄球菌的传染源。所以，制定严格的清洁制度至关重要，否则，医生一条小小的领带就可能成为"细菌仓库"。

　　如果你去医院看望病人，就会看到很多警示标语提醒大家洗手的重要性，这对体质虚弱，特别是正处于重症监护期的病人尤其重要。很多医院的病房内，都备有酒精擦拭液。进入病房前，最好用它来擦手消毒。

课题研究：

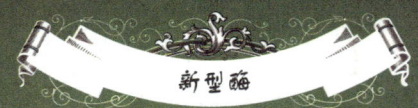
新型酶

研究内容： 科学家希望通过研究一种英语名称为simocyclinone的新型抗生素，来了解它抑制细菌的具体过程。

研究团队： 此项研究的人员包括：来自英国诺威奇市的英国约翰英纳斯研究中心的托尼·麦斯威尔教授、马库斯·爱德华、戴维·劳森博士、莱斯利·米切尔、马克·布特纳博士、克莱尔·斯蒂芬森博士、通·勒博士，此外，还有来自英国诺威奇市东安格利亚大学的汤姆·克拉克博士、伦敦学院大学的亚当·麦凯博士、德国图宾根大学的汉斯彼得·菲德勒博士。

研究过程：这项研究以酶、旋转酶的遗传分子作为研究对象。研究人员从土壤细菌中提炼纯度很高的抗生素——simocyclinone，制成晶体，并暴露在很强的X射线下。这样做可以让科学家了解到酶通过什么方式和药物结合，以及如何在药物中发挥作用。

研究结论：研究发现，这种英语名称为simocyclinone的新型抗生素能够生成一种新的机制，破坏自身的遗传分子。研究人员希望其他科学家能够在此研究基础上将实验继续进行下去。

第七章　预防与治疗

展望未来

　　几十年前，人们成功研制出了战胜传染性疾病的药物。于是，人们开始沾沾自喜，甚至有些骄傲自满。但现在，是时候让科学家面对耐药性这个现实，努力研制新的抗菌药物了。我们对此充满信心，至少，彻底治愈肺结核将大有希望。

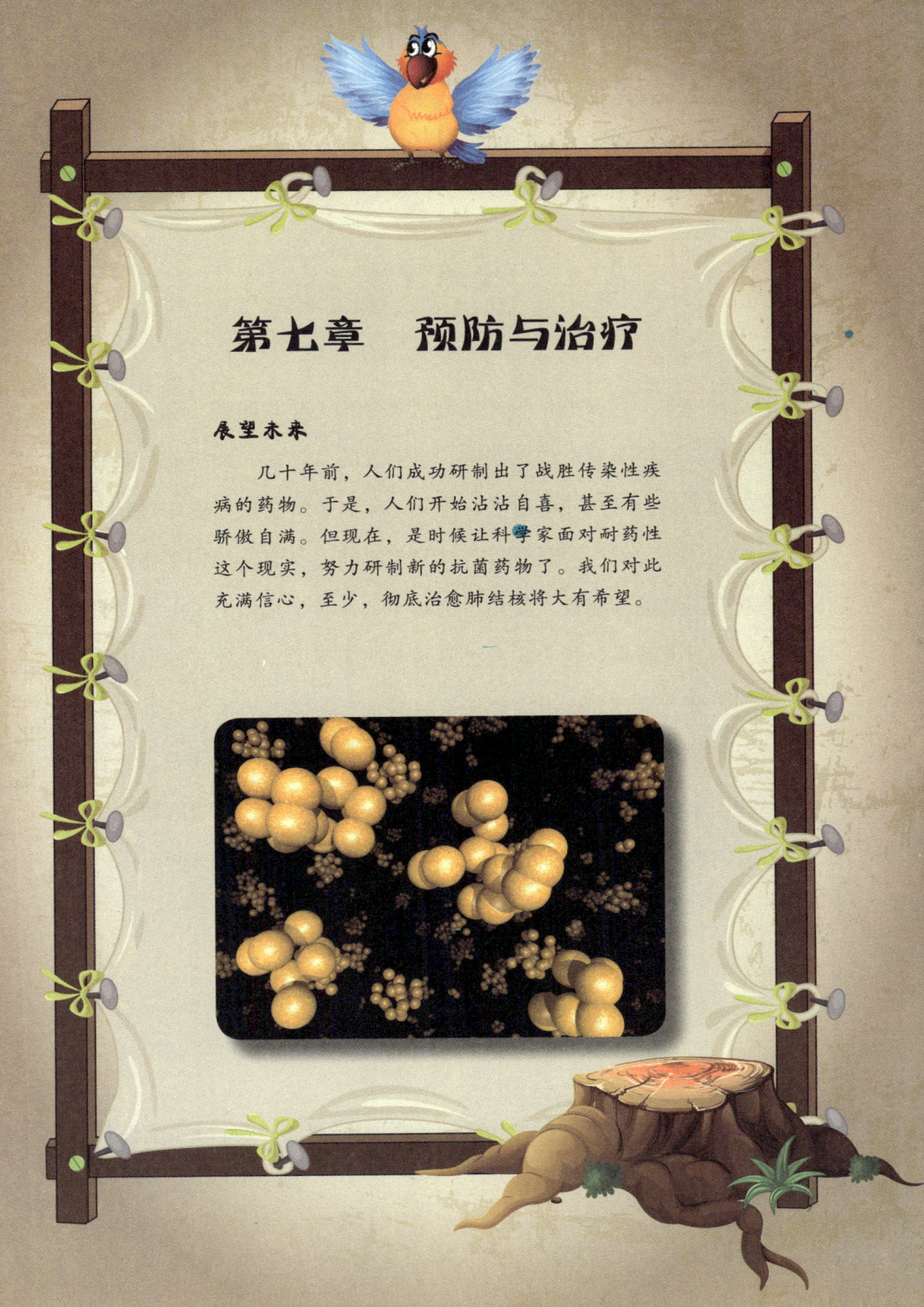

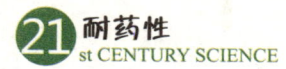

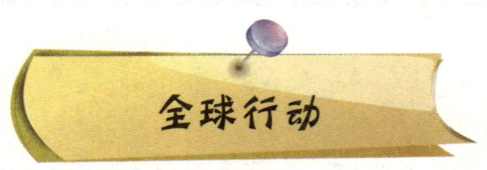

2006年,达沃斯世界经济论坛呼吁全人类共同行动起来消灭肺结核。这个全球性的计划有一个宏大的目标:2015年前,要研究出彻底治愈肺结核的方法,挽救每年因患肺结核而被死神夺走的100万条生命。计划还提出,用4年时间,争取在2010年将第一批最新研制的药物投入使用。这些年来,科学家付出了巨大的努力,但目前看来,这个宏图大愿是无法实现了。此外,计划中还提到,要为全球5000万人创造更好的治疗条件。为这个计划提供资金的有慈善机构,如英国国际发展部和美国国际开发署,还有一些国家的政府,在这些国家肺结核是一个主要的健康问题。尽管流向各地的拨款不断增加,但目前仍有10亿美元没有到位。

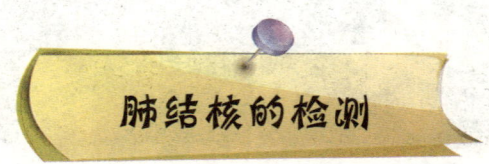

如今,肺结核的检测方法——痰菌检查——与125年前使用

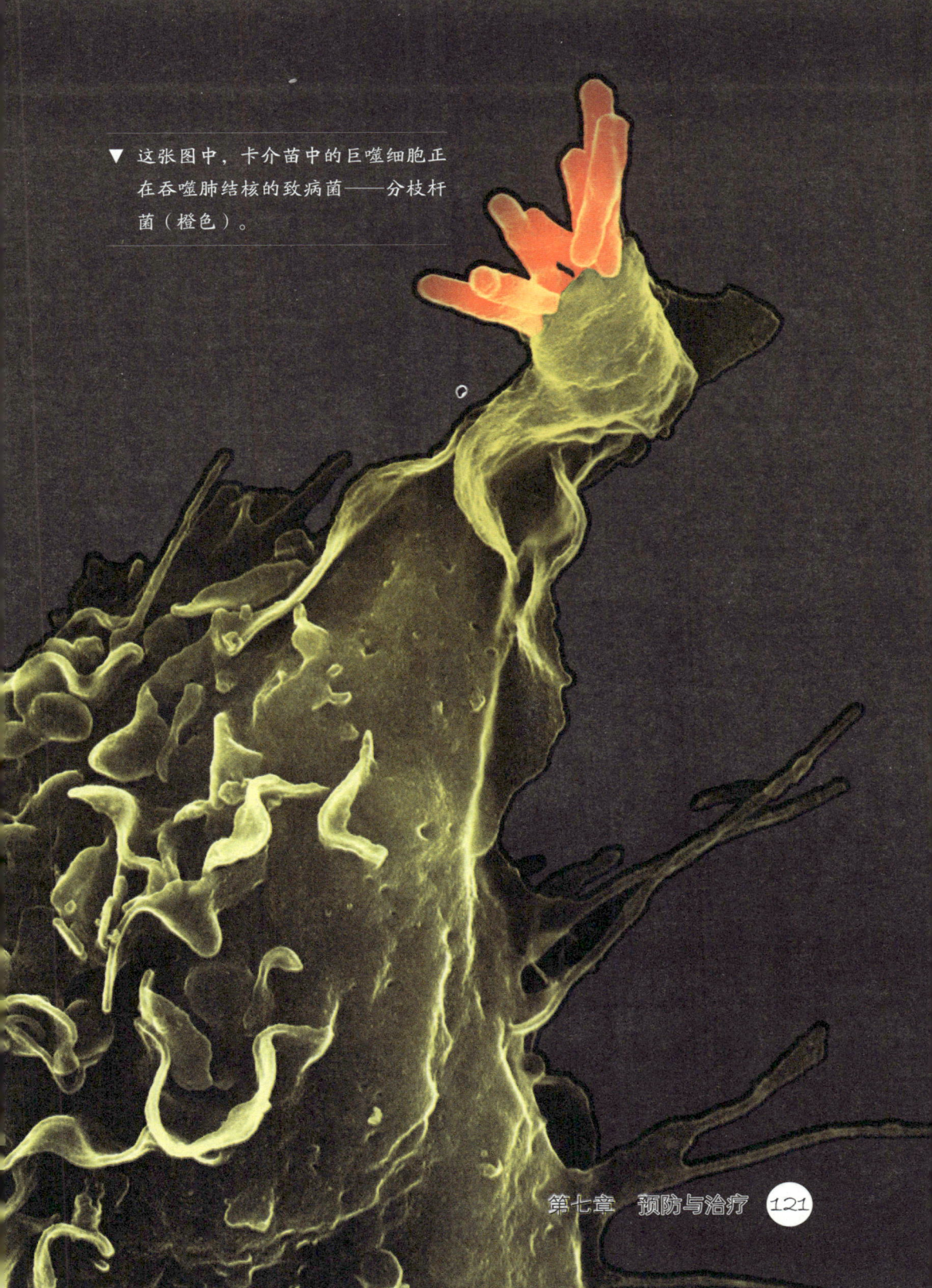

▼ 这张图中,卡介苗中的巨噬细胞正在吞噬肺结核的致病菌——分枝杆菌(橙色)。

第七章 预防与治疗

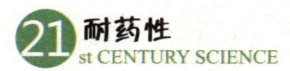

的方法毫无差别，而且成功检测的概率只有一半。这个过程很简单，患者咳嗽后就能得到呼吸道内的黏液类物质，将这些物质放在显微镜下观察，看是否有引发肺结核的分枝杆菌就可以了。根据世界卫生组织的报道，全球范围内，用这种方法检测多耐药性肺结核，成功率只有2%。我们的确需要新的检测方法了。

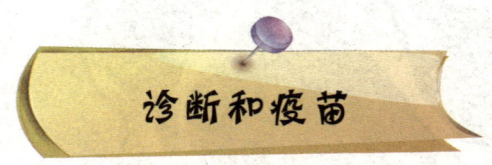

诊断和疫苗

欧洲很快就可以将一种新的肺结核检测方法投入使用：采集痰标本，用仪器放大标本中的DNA并对细菌基因片段进行检测，来确定是否存在肺结核感染，整个过程只需要两个小时。这种方法的正确率更高，价格又相对低廉，一定能给发展中国家提供实质性的帮助。疫苗也是人类自我保护的法宝，经过80年的努力，肺结核疫苗首次进入人体试验阶段，目前这种试验正在南非进行。自1921年以来，全球约有30亿人接种卡介苗，这也是现在使用最广泛的肺结核疫苗。只可惜，卡介苗的有效期只有10年左右。

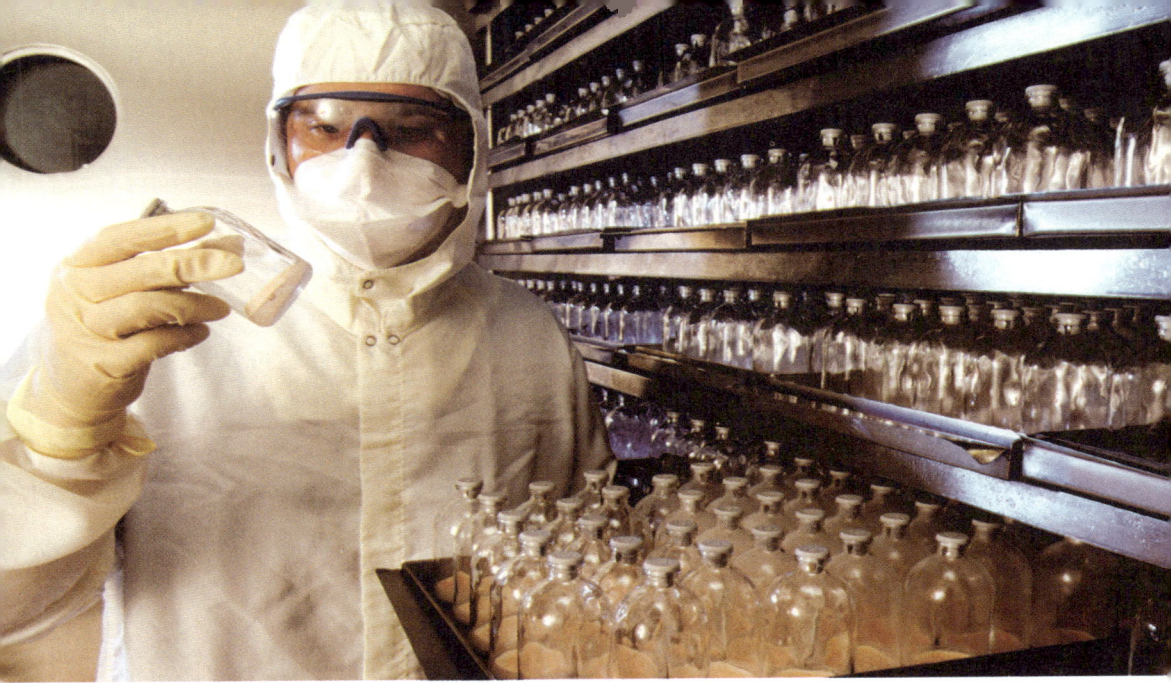

▲ 这张图中，工作人员正在检查用于注射在牛身上的疫苗。这些疫苗经过冷冻干燥处理后，可以存放很长时间，且不会失效。

耐药性与HIV/艾滋病

  2005年，全球的HIV感染者/艾滋病患者的人数有4000万左右，它已经取代黑死病成为14世纪以来最令人恐慌的传染病。60%的HIV感染者/艾滋病患者都生活在撒哈拉沙漠以南的非洲地区。那里有些国家的居民寿命已经骤减到34岁。

  在与HIV/艾滋病的长期斗争中，科学家一直在努力研制有效

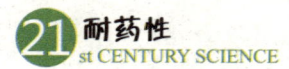

的疫苗。在过去的20年里，全球有数十个研究团体都致力于艾滋病疫苗的研制。医学史上，从未有哪种疫苗的投入程度可以和艾滋病疫苗相提并论。可结果却一直不尽如人意，有些科学家甚至认为HIV的复制能力太强，根本不可能研制出有效的疫苗。

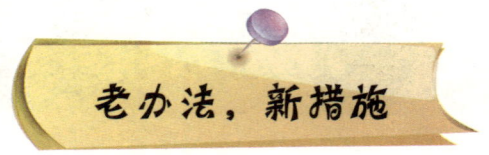

老办法，新措施

在艾滋病的治疗上，科学家试过很多不同的方法，甚至想到了从基因上着手，用健康的基因片段代替已经被损毁的基因片段。国际艾滋病疫苗计划是一个非营利性机构，它多年来致力于促进全球的科研水平。这家机构声称，它正在进行一场大型的临床试验。目前，该机构已经研制出18种药物，可以产生40种不同的疗效。而且，在欧洲，这些药物已经通过审批，可以用于艾滋病的治疗。这些药物常常用作高效抗逆转录病毒治疗期间的辅助用药。虽然这样用药副作用大，会使患者很难承受，但是这已经成为过去15年里最有效的治疗方法。根据美国药剂师协会的研究，16%的艾滋病患者会对至少一种抗逆转录病毒药物产生耐药性。而最近几年的研究都集中在改良现存的药物,而不是在研制新药上。现在,市面上几乎看不到新的治疗艾滋病的药物。

▼ 这个试管上的标记表明,里面的血液没有感染HIV。

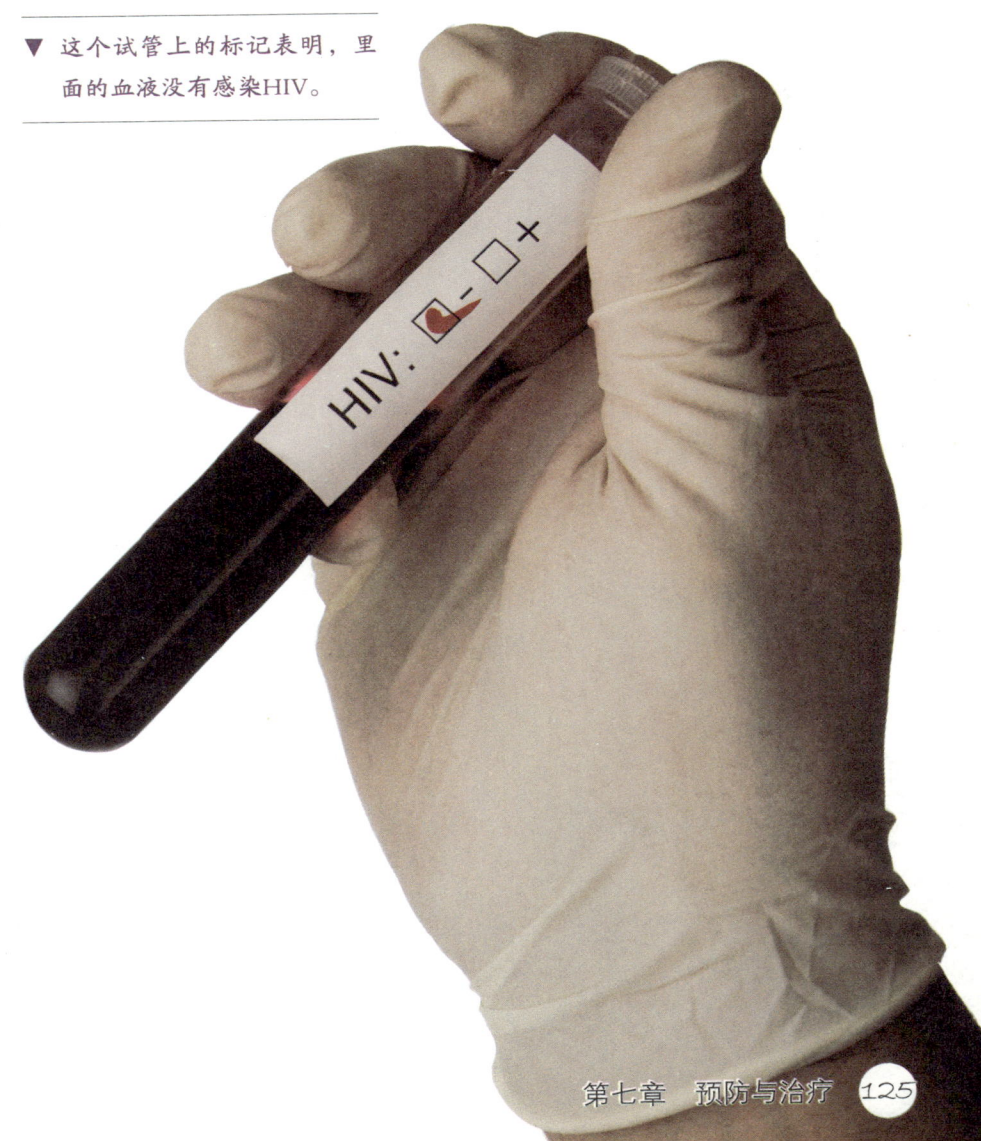

21 耐药性
st CENTURY SCIENCE

科学生涯

免疫学专家戴维·马格里斯博士任职于美国北卡罗来纳大学的迈克尔·胡克研究中心。这家研究中心拥有先进的研究设备，又有齐全的医疗设备可以为病人提供治疗。马格里斯博士对医学研究有很高的热情，他专攻病毒学。他现在正从事HIV研究，希望通过分析这种病毒的分子机制，找出更有效的办法治疗艾滋病。

一日掠影……

马格里斯博士花了近一周的时间用电脑进行数据分析，同时他还在实验室里开展研究。利用细胞培养技术，他可以观察到培养皿内的病毒如何侵蚀健康的细胞。这家研究中心同时还配有齐全的医疗设备，病人可以在这里接受治疗，以确定新的治疗措施是否有效。

斯人斯语……

"要把病人的安全放在第一位，这并不容易，因为人类的个体差异性太大。可是，当我能够更清楚地明白病毒如何使人体患病，并据此研究出治疗疾病的方法时，那种感觉真的令我兴奋不已。"

防治疟疾

你知道每天有多少孩子被疟疾夺去生命吗？你可以试着想象一下七架满载乘客的大型喷气式客机撞向地面的情景，这种恶性事故的死亡人数差不多就是答案了。100年来，人们只知道恶性疟原虫是导致疟疾的罪魁祸首，至于怎么对付它，到今天科学家依然束手无策。

科学家进行过几次疟疾疫苗的研制实验，但是要得到成熟的疫苗产品还需要假以时日。现在，世界上有十多个研究项目都是针对疟疾疫苗的研制，其中最有希望的是青蒿素，因为还没有疟原虫对这种抗生素产生耐药性。有些

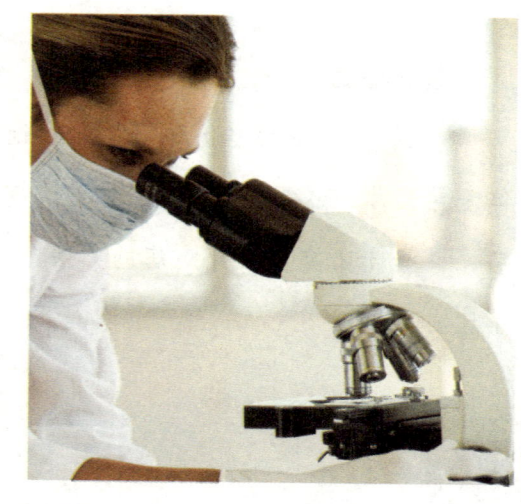

▲ 过去几年，人们想过很多方法治疗疟疾，从消灭蚊子到研制疫苗和开发比较有效的治疗方法。

研究人员将两种不同的抗疟药结合在一起，研制出复方蒿甲醚，有效率为96%。这种药物已经被美国食品药品监督管理局批准使用。

此外，还有对疟蚊进行研究的科研项目。通过分析疟蚊的基因组成、生理机能和它们生存的生态环境，就可以找到防治、控制疟疾的新途径。有一个例子，研究人员可以通过插入基因片段的方法改变疟蚊的基因，破坏它们体内疟原虫的生存环境，这样，疟蚊就不再具有携带传染性疟原虫的能力。

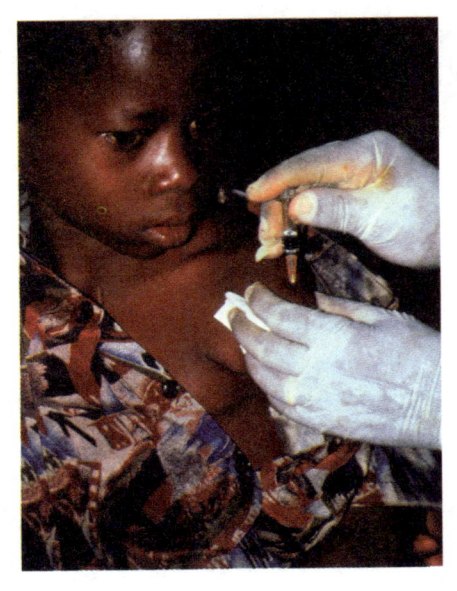

▲ 一个非洲坦桑尼亚的儿童正在接种疟疾疫苗。

还有一种研究是关于备受争议的消毒抗菌类产品，人们认为它们也使微生物的耐药性得到了增强。但有研究表明，在这类产品中加入一些物质，再用来擦拭家具表面，就能够对抑制疾病的传播起到辅助作用。研究人员正在将这项技术发展为成熟且价格低廉的产品，并推向市场。

21 耐药性

科学生涯

来自美国马里兰州银泉市的米歇尔·斯普林博士是研究儿童体内寄生虫的专家,她现在供职于沃尔特里德陆军研究所。她的专业就是寄生虫学,毕业后,她加入了美国和平部队,被派往非洲西部。在那里,她去过几个小村子并帮助当地人治好了一种叫做麦地那龙线虫感染的疾病。她是一位非常称职的儿科医生,致力于研究儿童是如何感染寄生虫并引发疾病的。现在,她正从事疟疾疫苗的研究。

一日掠影……

斯普林博士一生都在从事临床治疗和研究管理的工作。疟疾疫苗是斯普林博士主要的研究对象。她会给志愿者接种疫苗，并对他们进行跟踪研究，确定疫苗是否有用，是否具有副作用，并通过检测志愿者的血液，观察接种疫苗后人体免疫系统对疫苗的反应如何。有时候，实验会要求志愿者通过被蚊子叮咬的方式感染上疟疾，以确定疫苗是否能够起到保护作用。斯普林博士希望有一天这种疫苗检测可以帮助更多的非洲儿童健康地生活。

斯人斯语……

"我现在从事的研究可以抑制疟疾感染，减少一些地区的感染人数，也可以让那些处在疟疾高发区的儿童远离危险，健康成长。这就是我工作的意义。"

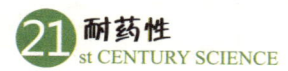

耐药性

微生物界犯罪分子名单

相信大家对本书中提到的大部分微生物，诸如真菌、病毒之类的细菌都耳熟能详。美国传染病学会的科学家提出，一些有害的微生物更应该受到研究人员的重视，并列出名单，时时提醒科研工作者尽快研制出有效治疗的药物。

现在，让我们来认识一下名单中的一些成员吧。不用说，耐甲氧西林金黄色葡萄球菌一定排在第一位了。

1. 耐甲氧西林金黄色葡萄球菌：是金黄色葡萄球菌的一种，耐药性很强；

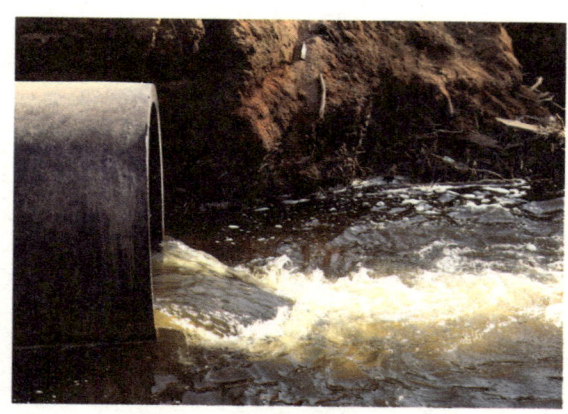

◀ 污水和化学物质污染会极大地破坏环境，滋生细菌。细菌也会在恶劣的环境中产生更强的耐药性。

2. 鲍曼不动杆菌：医院感染的重要病原菌，常见于肺炎和发生感染的伤口中；

3. 大肠杆菌和克雷伯菌：会引起尿路感染、内脏器官的感染和伤口感染；

4. 曲霉属真菌：这种真菌感染常常会发生在自身免疫系统极其脆弱的人群身上，如艾滋病患者、癌症患者，或是接受器官移植手术的病人，死亡率达到50%—60%。

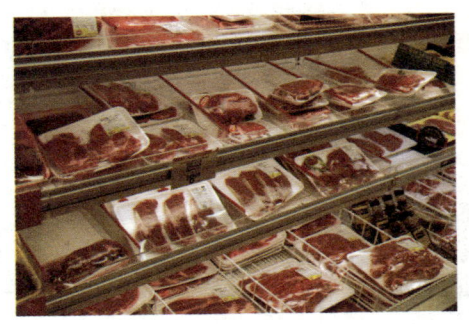

▲ 如果吃了没有做熟的牛肉，就可能感染大肠杆菌，导致胃肠病。

5. 耐万古霉素肠球菌：这类细菌可造成各种感染，其中血液、心脏、脑部感染居多；

6. 绿脓杆菌：一种致命的致病菌，会使人患上囊性纤维化肺病。

除了以上六种，其他的微生物的耐药性也越来越强，比如：

1. 志贺氏杆菌：人类细菌性痢疾最为常见的病原菌，常常发生在发展中国家，死亡人群中儿童占多数；

2. 肺炎链球菌：是肺炎的主要致病菌；

3. 流感嗜血杆菌：会引起脑膜炎，患者以儿童居多；

4. 淋球菌：是导致淋病的病原菌。

第七章　预防与治疗

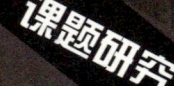

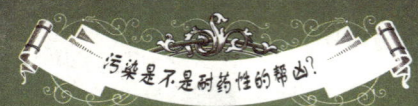

污染是不是耐药性的帮凶？

研究内容： 我们生活中的污水和垃圾、动物粪便、消毒剂和洗涤用品对周围环境有很大的污染，这是否和细菌产生耐药性有关？

研究团队： 研究人员有来自英国华威大学的威廉·盖兹博士、伊丽莎白·惠灵顿教授、张丽红博士，以及英国伯明翰大学的彼得·霍基教授。

研究过程： 研究人员分别采集了受污染地区和未受污染地区的土壤样本，将它们在零下80

摄氏度的环境中进行冷冻处理,然后在实验室里分析它们的基因构成,进行对比研究。

研究结论:每年,大量具有耐药性的细菌通过污水、垃圾、动物粪便流向我们周围的环境,数量多达几十亿公斤。研究人员发现,这个垃圾排放的过程会使我们周围环境里携带病毒的物质越来越多,进而危害我们的健康。

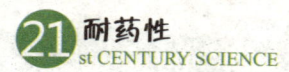

未来之路

　　医学研究发展到今天,回想人类曾经梦想征服、主宰微生物王国的宏图大愿时,连我们自己都不禁哑然失笑。与其说那是一个乐观的期盼,不如说是一个不切实际的幻想。我们不得不承认,虽然医学研究取得了前所未有的成果,但仍然连普通感染都没办法彻底治愈,看看一些发展中国家,就知道问题的严重性了。

　　在20世纪的最后30年里,医药企业以生产针对癌症、糖尿病、心脏病的药物为主,市面上很难见到治疗新型疾病的药物。可是,这些年来,人类经历过的几次疫情就像是微生物界发出的恐怖袭击,人们逐渐认识到来自微生物耐药性的威胁就在我们身边,且形势越来越危急。现在,我们必须投入更多的人力财力去解决这些问题。

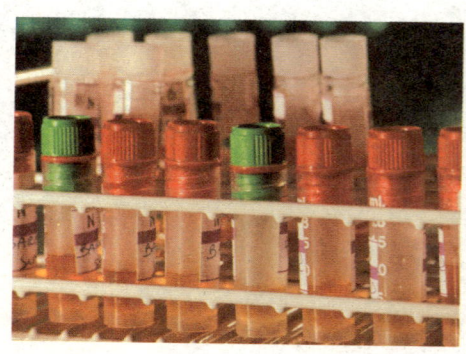

◀ 血清中包括盐、葡萄糖和蛋白质,还有免疫系统中用于抵抗感染的抗体。

创新才能生存

为了提高现有的药物对病菌的抑制作用，科学家在基因工程领域里不断探索。关于抗体的老问题不断在新的技术下被科学家反复研究。抗体就是人体抵抗病毒入侵的防御系统，只有在血液的血清中才能观察到。在发明抗生素之前，人们就已研制出了血清疗法。血清疗法有副作用，会引起毒性反应。但是，借助今天的遗传学和免疫学的成熟理论，科学家完全能够改进这种疗法，将其成功运用到实际治疗当中。现实中就有这样的例子，有一种叫做帕利珠单抗的药物，它就是血清疗法改进后的研究成果。这种药物可以杀死导致呼吸系统感染的病毒，现在已经投入使用。

科学家正在尝试用多种方法解决耐药性的问题。用不了多久，就会有新的药物和治疗方法可以挽救病人的生命。但是我们绝不可以低估病菌的能力，一定要防止它们的反击。现在，全世界都意识到人类绝不是自然的主宰。自然与我们休戚相关，还有很多未知的生命与我们朝夕相处，共享家园。与自然和谐共存，才是人类的生存之道。

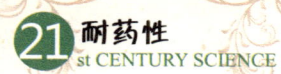

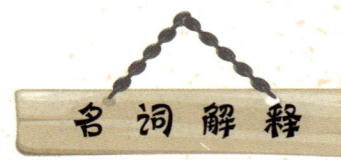

艾滋病：即获得性免疫缺陷综合征，英文名称Acquired Immune Deficiency Syndrome，简称AIDS，是人类因为感染免疫缺陷病毒（Human Immunodeficiency Virus, HIV）后导致免疫缺陷，并引发一系列机会性感染的综合征，严重者可导致死亡。

变异：因为遗传物质的改变而产生的生物体子代与亲代之间的差异。

病原体：指可造成人或动物感染疾病的微生物。

病毒：是一种必须在活细胞内寄生并以复制方式增殖的非细胞型微生物。

病毒复制：再生出同样的细菌，病毒再生。

DNA：即脱氧核糖核酸，是一种分子，内含遗传信息。

滴滴涕：一种曾广泛应用于去除疟蚊的杀虫剂。

多重耐药结核杆菌：一种可导致肺结核的病菌，它们可以对很多以往有效的药物都产生耐药性。

大肠杆菌：是一种附生在人或动物的肠道里的细菌，为正常菌群，大部分大肠杆菌对人体无害，但还是有小部分会引起疾病。

副作用：与药物的主要作用同时产生的不良反应。

肺结核：由结核分枝杆菌引发的肺部感染性疾病。

高效抗逆转录病毒治疗：一种治疗艾滋病的方法。

共生体：几种生物在有机联系的共生条件下互相得益，这几种生物就成为共生体。

呼吸系统：执行机体和外界进行气体交换的器官的总称。

化疗：化学治疗，是一种利用能治疗疾病但不导致病人死亡的化学物质治疗某种疾病的方法。

合成药：通过合成手段将几种药物合在一起的药物。

基因组：人体、动物、植物合其他生物DNA中的全部遗传信息。

疾病：感染会使人体、动物、植物都产生疾病。

酵母：一种单细胞真菌。

抗生素：能够杀死人体中有害细菌的药物或化学物质。

淋巴系统：人体免疫系统的一部分，帮助人体抵抗病毒感染。

霉：显微镜下可见的一种多细胞真菌。

免疫系统：能使人体具有免疫功能，抵抗疾病。

耐药性：又称抗药性，指微生物、寄生虫以及肿瘤细胞对于药物作用的耐受性。

耐甲氧西林金黄色葡萄球菌：能够抵抗甲氧西林的金黄色葡萄球菌，临床上常见的毒性较强的细菌，除甲氧西林外还能抵抗很多其他的抗生素。

疟疾：由雌按蚊叮咬人体，将其体内寄生的疟原虫传入人体而引起的疾病。

潜伏期：指病原体潜伏在人体内，却没有表现出症状的时期。

生物体：可以独立存在的生命体。

生态环境：生物体和周围环境的相互关系。

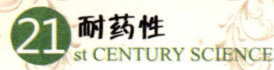

世界卫生组织：是联合国属下的专门机构，国际最大的公共卫生组织，总部设于瑞士日内瓦。

痰菌检查：提取呼吸道内的黏液和其他物质进行检测的一种方法，是诊断肺结核的主要依据。

微生物：非常小的生命形式，包括细菌、病毒、真菌以及一些小型的原生生物。

微生物学家：专门研究能够引发感染的微生物的专家。

显微镜：一种医学设备，可以使我们观察到肉眼看不见的物体。

原生生物：动物界中最原始的单细胞生物，有些会引发疾病，如疟原虫会引发疟疾。

演变：生物不断发展、变化的过程。

疫苗：是指为了预防、控制传染病的发生、流行，用于人体预防接种的预防性生物制品。

营养：本书中指食物提供的营养元素。

真菌：一种真核生物，靠腐蚀其他生物或物体为生。

诊疗：诊断治疗。

质粒：一种环形闭合的双股基因片段，存在于细胞质中，能够进行自主复制的遗传单位。